世界青光眼学会联合会共识系列

WGA Consensus Series

青光眼诊断
结构与功能

Glaucoma Diagnosis: Structure and Function

编委会主任　王宁利

Director of Editorial Board: Ningli WANG

编委会副主任　张秀兰

Vice Director of Editorial Board: Xiulan ZHANG

编委会成员（按姓氏笔画排序）

才　瑜　王　峰　王　涛　王大博　王宁利　王凯军　方　严　方爱武　石晶明
申家泉　吕建华　朱益华　刘旭阳　孙兴怀　李树宁　杨新光　吴仁毅　吴慧娟
余敏斌　汪建涛　张　旭　张秀兰　张　纯　张　虹　张忠志　陈君毅　陈晓明
林　丁　卓业鸿　周　崎　周和政　郑雅娟　袁志兰　袁援生　夏晓波　郭文毅
唐广贤　黄丽娜　梁　亮　梁远波　葛　坚　谢　琳　蔡鸿英　潘英姿　戴　超

Members of Editorial Board:

Yu CAI, Feng WANG, Tao WANG, Dabo WANG, Ningli WANG, Kaijun WANG, Yan FANG, Aiwu FANG, Jingming SHI, Jiaquan SHEN, Jianhua LV, Yihua ZHU, Xuyang LIU, Xinghuai SUN, Shuning LI, Xinguang YANG, Renyi WU, Huijuan WU, Minbin YU, Jiantao WANG, Xu ZHANG, Xiulan ZHANG, Chun ZHANG, Hong ZHANG, Zhongzhi ZHANG, Junyi Chen, Xiaoming CHEN, Ding LIN, Yehong ZHUO, Qi ZHOU, Hezheng ZHOU, Yajuan ZHENG, Zhilan YUAN, Yuansheng YUAN, Xiaobo XIA, Wenyi GUO, Guangxian TANG, Lina HUANG, Liang LIANG, Yuanbo LIANG, Jian GE, Lin XIE, Hongying CAI, Yingzi PAN, Chao DAI

人民卫生出版社

People's Medical Publishing House

Translation from the English language edition:
World Glaucoma Association: Glaucoma Diagnosis: Structure and Function, by Robert N. Weinreb, Erik L. Greve.

世界青光眼学会联合会共识系列　青光眼诊断：结构与功能
总 主 译　王宁利
分册主译　吴仁毅

图书在版编目（CIP）数据

青光眼诊断：结构与功能 /（美）韦瑞博（Weinreb，R.N.）主编；王宁利译．—北京：人民卫生出版社，2016
（世界青光眼学会联合会共识系列）
ISBN 978-7-117-22180-1

Ⅰ．①青…　Ⅱ．①韦…②王…　Ⅲ．①青光眼－诊断
Ⅳ．①R775.1

中国版本图书馆 CIP 数据核字（2016）第 040227 号

图字：01-2015-4451

世界青光眼学会联合共识系列

青光眼诊断：结构与功能

总 主 译： 王宁利
分册主译： 吴仁毅
出版发行： 人民卫生出版社（中继线 010-59780011）
地　　址： 北京市朝阳区潘家园南里 19 号
邮　　编： 100021
E - mail： pmph @ pmph.com
购书热线： 010-59787592　010-59787584　010-65264830
印　　刷： 北京盛通印刷股份有限公司
经　　销： 新华书店
开　　本： 710×1000　1/16　**印张：** 11　**字数：** 209 千字
版　　次： 2016 年 4 月第 1 版　2016 年 4 月第 1 版第 1 次印刷
标准书号： ISBN 978-7-117-22180-1/R・22181
定　　价： 58.00 元
打击盗版举报电话：010-59787491　E-mail：WQ @ pmph.com
（凡属印装质量问题请与本社市场营销中心联系退换）

世界青光眼学会联合会共识系列

青光眼诊断
结构与功能

Glaucoma Diagnosis：Structure and Function

主　　编　Robert N. Weinreb，Erik L. Greve

总 主 译　王宁利

Chief Editor　Ningli WANG

分册主译　吴仁毅

Editor　Renyi WU

译　　者（按姓氏笔画排序）

王凯军　申家泉　朱益华　张　旭　潘英姿

Contributors

Kaijun WANG，Jiaquan SHEN，Yihua ZHU，

Xu ZHANG，Yingzi PAN

人民卫生出版社

People's Medical Publishing House

主　　编

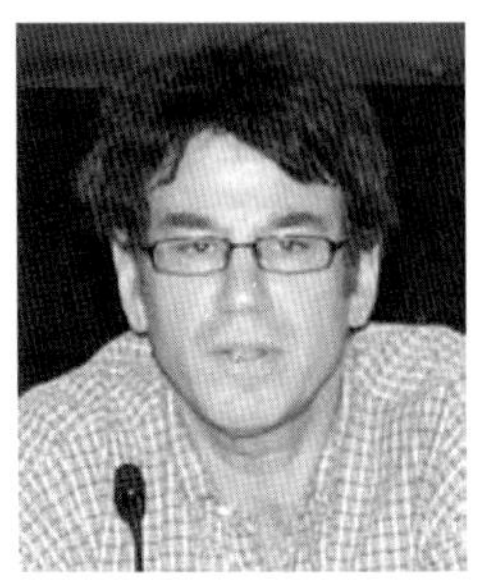

Robert N. Weinreb

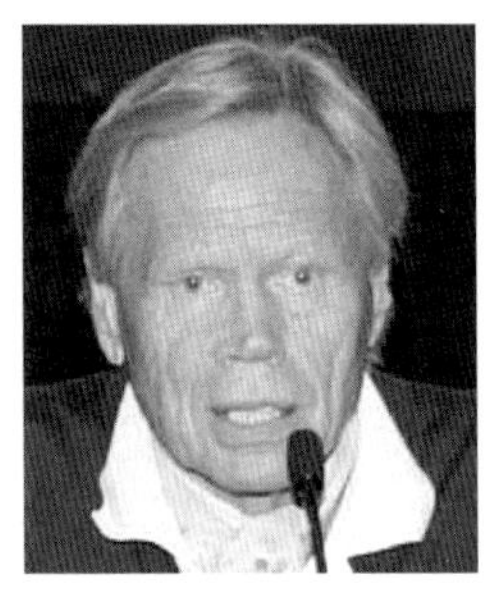

Erik L. Greve

AIGS 的青光眼学会成员

AGS	美国青光眼学会
ANZGC	澳大利亚和新西兰青光眼俱乐部
AOGS	亚大青光眼学会
CanGS	加拿大青光眼学会
ChinGS	中国青光眼学会
EGS	欧洲青光眼学会
GSI	印度青光眼学会
GSICO	国际眼科大会青光眼学会
ISGS	国际青光眼学会
JGS	日本青光眼学会
LAGS	拉丁美洲青光眼学会
OGS	视光青光眼学会
PAAGS	泛阿拉伯非洲青光眼学会
PAGS	泛美青光眼学会
SAGS	南非青光眼学会
SEAGIG	东南亚青光眼兴趣组

国际青光眼协会联合会
（AIGS）

关于青光眼科学和治疗护理的独立、公正、合乎伦理的国际组织

以战胜青光眼为愿景

项目目的

- 建立有效的全球性组织，明确青光眼治疗和研究的共同目标并提高标准
- 协助并协调各青光眼学会、青光眼产业、青光眼基金、青光眼病人群体以及此领域的其他组织之间的交流和合作

AIGS 将创造并维持完整、诚实地交流青光眼科学数据和信息的氛围

AIGS 是通过全球相关机构的合作以实现上述目标的第一家专业机构，独一无二地提供巨大的机会

全球青光眼网络

共识会议组织结构及流程

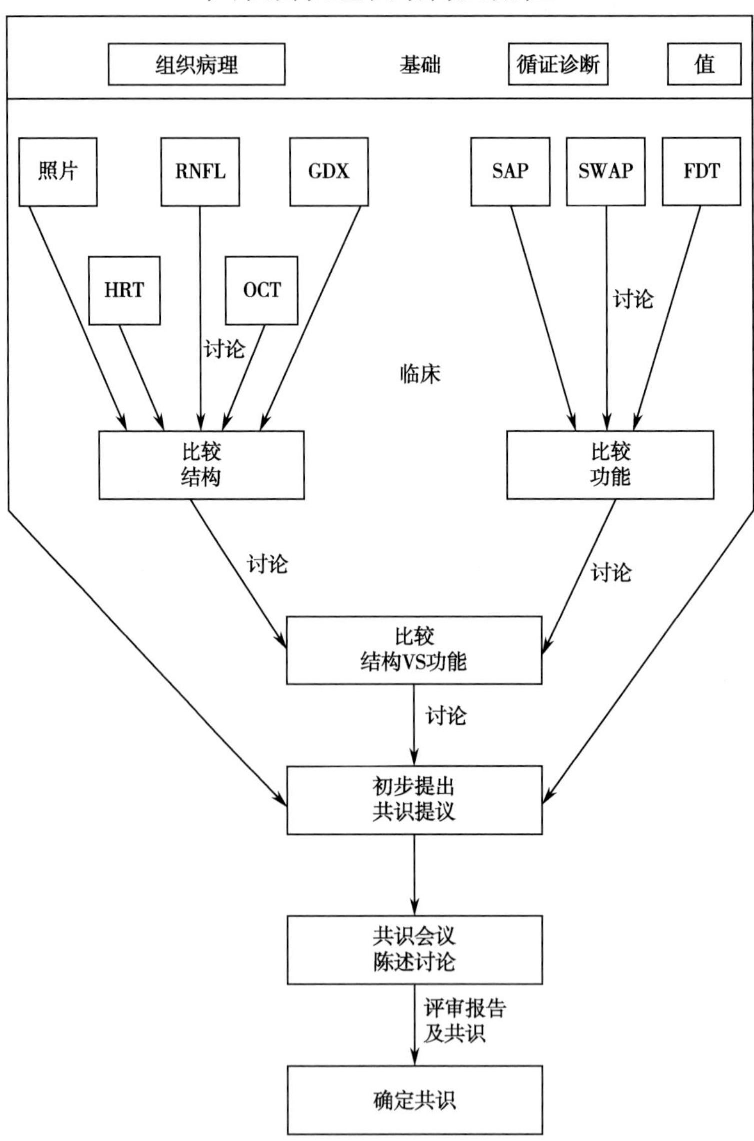

*C&D=comments & discussion in e-Room

会议组成员

Planning Committee
Erik Greve, Wijdemeren, Netherlands, GlobalAIGS@cs.com
Makoto Araie, Tokyo, Japan, araie-tky@umin.ac.jp
Pam Sample, La Jolla, California, USA, psample@glaucoma.ucsd.edu
Remo Susanna, Sao Paulo, Brazil, rsusanna@ terra.com.br
Linda Zangwill, La Jolla, California, USA, zangwill@eyecenter.ucsd.edu

Consensus Development Panel
Douglas Anderson, Miami, Florida, USA, danderson@med.miami.edu
Daniel Grigera, Buenos Aires, Argentina, dgrigera@arnet.com.ar
Roger Hitchings (co-chair), London, UK, Roger.Hitchings@moorfields.nhs.uk
Gabor Holló, Budapest, Hungary, hg@szem1.sote.hu
Yoshiaki Kitazawa, Tokyo, Japan, yoshikit-gif@umin.ac.jp
Robert Weinreb (co-chair), La Jolla, California, USA, weinreb@eyecenter.ucsd.edu

Speakers / Discussors
Juhani Airaksinen, Oulu, Finland, pjairaks@sun3.oulu.fi
Alfonso Anton, Segovia, Spain, aanton@ioba.med.uva.es
Makoto Araie, Tokyo, Japan, araie-tky@umin.ac.jp
Somkiat Asawaphureekorn, Khon Kaen, Thailand, somk_as@kku.ac.th
Boel Bengtsson, Malmö, Sweden, boel.bengtsson@oftal.mas.lu.se
Eytan Blumenthal, Jerusalem, Israel, eblumenthal@md.huji.ac.il
Chris Bowd, La Jolla, California, USA, cbowd@eyecenter.ucsd.edu
Claude Burgoyne, New Orleans, Louisiana, USA, cburgo@lsumc.edu
Joseph Caprioli, Los Angeles, California, USA, caprioli@ucla.edu
Balwantray Chauhan, Halifax, Nova Scotia, Canada, bal@dal.ca
George Cioffi, Portland, Oregon, USA, cioffi2@aol.com
Anne Coleman, Los Angeles, California, USA, coleman@jsei.ucla.edu
Shaban Demirel, Portland, Oregon, USA, sdemirel@discoveriesinsight.org
Robert Fechtner, Newark, New Jersey, USA, fechtner@umdnj.edu
Murray Fingeret, Hewlett, New York, USA, murrayf@optonline.net
John Flanagan, Toronto, Ontario, Canada, jgflanag@quark.uwaterloo.ca
David Friedman, Baltimore, MD, USA, dfriedma@jhsph.edu
Stefano Gandolfi, Parma, Italy, s.gandolfi@rsadvnet.it
David Garway Heath, London, UK, david.garway-heath@moorfields.nhs.uk
Christopher Girkin, Birmingham, Alabama, USA, cgirkin@uabmc.edu
David Greenfield, Miami, Florida, USA, dgreenfield@med.miami.edu
Ronald Harwerth, Houston, Texas, USA, RHarwerth@OPTOMETRY.UH.EDU
Anders Heijl, Malmo, Sweden, anders.heijl@oftal.mas.lu.se
Aiko Iwase, Tajimi Gifu, Japan, gif@umin.ac.jp
Chris Johnson, Portland, Oregon, USA, CAJohnson@discoveriesinsight.org
Jost Jonas, Mainz, Germany, jost.jonas@augen.ma.uni-heidelberg.de
Michael Kook, Korea, mskook@amc.seoul.kr
Paul Lee, Durham, North Carolina, USA, lee00106@mc.duke.edu
Hans Lemij, Rotterdam, Netherlands, lemij@wxs.nl

Jeffrey Liebmann, New York, New York, USA, jml18@earthlink.net
Felipe Medeiros, La Jolla, California, USA, fmedeiros@eyecenter.ucsd.edu
Stefano Miglior, Milano, Italy, stefano.miglior@unimib.it
Marcelo Nicolela, Halifax, Nova Scotia, Canada, nicolela@dal.ca
Antoinette Niessen, Rotterdam, Netherlands, antoinette.niessen@wanadoo.nl
Mike Patella, Oakland, California, USA, Mike_Patella@Humphrey.com
Harry Quigley, Baltimore, MD, USA, hquigley@jhmi.edu
Pam Sample, La Jolla, California, USA, psample@glaucoma.ucsd.edu
Joel Schuman, Boston, Masachusets, USA, schumanjs@upmc.edu
Kuldev Singh, Los Angeles, California, USA, kuldev@yahoo.com
Remo Susanna, Sao Paulo, Brasil, rsusanna@ terra.com.br
Ravi Thomas, Hyderabad, Andhra Pradesh, India, ravithomas@lvpei.org
Goji Tomita, Bunkyo-Ku, Tokyo, Japan, gtom-gif@umin.ac.jp
Anja Tuulonen, Ulu, Finland, Anja.Tuulonen@ppshp.fi
Christiana Vasile, La Jolla, California, USA, cvasile@glaucoma.ucsd.edu
John Wild, Cardiff, UK, wildjm@cardiff.ac.uk
Roy Wilson, Lubbock, Texas, USA, mroy.wilson@ttuhsc.edu
Yeni Yucel, Toronto, Ontario, Canada, yeni.yucel@utoronto.ca
Linda Zangwill, La Jolla, California, USA, zangwill@eyecenter.ucsd.edu

Review Group

Mario Aquino, Manilla, Filippines, mvaquino@i-manila.com.ph
Roberto Carassa, Milano, Italy, carassa@tin.it
Gordon Douglas, Cobble Hill, BC, Canada, seaview10@shaw.ca
Ron Feldman, Houston, Texas, USA, rmfeldman@swbell.net
Ivan Goldberg, Sydney, Australia, igoldber@bigpond.net.au
Franz Grehn, Wurzburg, Germany, f.grehn@augenklinik.uni-wuerzburg.de
Por Hung, Taipei, Taiwan, portying@ha.mc.ntu.edu.tw
Youqin Jiang, Changsa, Hunan, China, youqin34@yahoo.com
Paul Kaufman, Madison, Wisconsin, USA, kaufmanp@mhub.ophth.wisc.edu
Peng Khaw, London, UK, p.khaw@ucl.ac.uk
Dong Myung Kim, Seoul, Korea, dmkim@snu.ac.kr
Theodore Krupin, Chicago, Illinois, USA, krupin@northwestern.edu
Raymond LeBlanc, Halifax, Nova Scotia, Canada, R.LEBLANC@DAL.CA
Richard Lewis, Sacramento, California, USA, rlewismd@pacbell.net
Eugenio Maul, Santiago, Chili, emaul@med.puc.cl
Shlomo Melamed, Tel-Hashomer, Israel, melamed_shlomo@hotmail.com
Clive Migdal, London, UK, cmigdal@compuserve.com
Donald Minckler, Los Angeles, California, USA, minckler@usc.edu
Hiromu Mishima, Minami-Ku Hiroshima, Japan, hkmishi@hiroshima-u.ac.jp
Robert Ritch, New York, New York, USA, ritchmd@earthlink.net
Chandra Sekhar, Hyderabad, Andhra Pradesh, India, gcs@lvpei.org
Gregory Skuta, Oklahoma City, Oklahoma, USA, greg-skuta@ouhsc.edu
John Thygesen, Kopenhagen, Denmark, jthygesen@rh.dk
Carlo Traverso, Genova, Italy, mc8620@mclink.it
Tsukahara, Tamaho Yamanashi, Japan, shigeot@res.yamanashi-med.ac.jp
Ningli Wang, Beijing, China, wningli@trhos.com
Thom Zimmerman, Louisville, Kentucky, USA, thom.zimmerman@pfizer.com

前　言

据我们所知，关于“青光眼治疗中的结构和功能”第一次全球 AIGS 共识会议同时也是眼科领域的第一次全球性共识会。通过整合描述青光眼功能和结构检查的同行评议过的文献信息，全世界为青光眼临床实践和科研达成了循证共识。

共识委员会和评审组由全世界青光眼诊断性检查领域的顶尖权威专家组成。共识的产生过程在形式上是独到的。有关结构和功能的各种检查相关报告均由各个专家组完成，然后进行各种功能检查和结构检查的内部比较，以及结构检查和功能检查之间的比较。所有的报告均提交到共识会 e-Room 供所有委员讨论。此外，关于共识的一些基本问题，以及循证诊断相关的重要问题都考虑到了。为了在共识会之前形成初步的共识需要如此缜密的准备工作。最终的共识是在起初的报告基础上吸收了讨论过程提出的建议而形成的。所有共识的参与者都认为这是个不断变化的主题，随着将来科研的深入以及新知识的积累，相应的内容会发生可观的变化。

Robert N. Weinreb
Erik L.Greve

（王宁利 译）
（**Translated by Ningli WANG**）

目　录

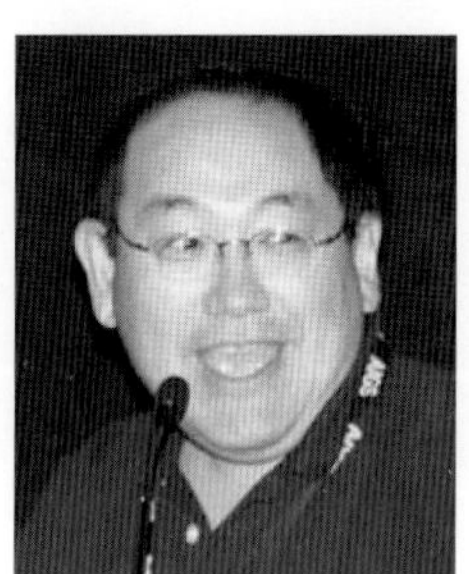

Paul Lee

第1章　指南和共识的价值以及临床医疗实际

Paul Lee

- 共识在医疗实践中十分重要：①描述诊断标准和疾病的严重度分级；②为如何最好地监测和治疗疾病提供指南。
- 共识的质量和性质会随时间推移而提高，从专家观点转变为循证评估。
- 对共识的级别定量有多种方法。
- 尽管已有初始的努力，有关青光眼定义和严重程度分级的共识仍然缺乏。
- 在美国，为青光眼患者提供保健服务的一些关键措施并没有得到普遍的实施，尤其是前房角、视神经检查评估、定期随访、设定目标眼压范围。
- 已发表的研究资料表明，在美国，真正患青光眼的病人并没有得到应有的积极治疗。
- 有多种技术能成功地改变医生的行为。
- 科学技术能极大地帮助医生提高医疗行为的效果，尤其是结合标准化的定义和疾病严重程度分级系统。

摘要

共识是一群人通过多种可能的方法达成的一致。在医疗保健领域，共识的重要性体现在两个不同的方面：①描述一种疾病的诊断标准，评定其严重程度以及随时间推移发生的变化；②为如何最好地治疗疾病提供指南。共识声明最初都是相对武断的（“专家观点”），此后随着时间的推移会被证据所修改。疾病标准化和疾病进展共识的价值在于通过统一的定义便于比较和互动，提高效率。治疗共识的价值在于能减少不必要的变化，并促使新知识能更快地应用于医疗实践。当然，对于后一点，仅靠共识本身是不够的。

对青光眼而言，目前为止尚没有关于以下的共识：什么是“青光眼”，如何确定其严重性，以及如何判定病情是否在恶化。这就给既往研究的积累和内在的比较都带来巨大的困难。同样地，在如何最好地治疗疾病方面也很混乱，因为不同的研究往往评估不同的人群，因而得到不同的结果。在第一个方面达成共识后，也有利于在治疗方面继续努力以达成共识。

共识和青光眼：如何达成共识，为什么需要共识？

什么是共识以及如何达成共识？

简单地说，共识是指一群独立个体之间的一致认识。在大多数非正式的情况下，一群独立的个体可以通过多种机制，从非限制性的集体意识到定量的多数投票（从简单多数到一致同意），承认共识的存在。医学正朝着“循证”的道路快速发展，需要汇集能得到的最佳证据以形成共识。在医疗保健领域，兰德公司已经开发了改进的德尔菲技术，将循证评估与专家意见相结合以填补科学证据的“缝隙”，同时也允许专家表达不同意见，以及组间讨论时的见解交流[1]。这一技术能有效地判定各种医疗服务和流程的适宜性，但是在缺乏有力证据的领域，这种评估的好坏明显取决于委员会的组成，委员会得到的反馈意见，以及所调查的领域[2~7]。同时，这一技术能让委员会定量地判断他们得到的共识的等级，以及专家之间存在显著分歧的领域[8]。在眼科，这一技术对于白内障手术前预测视力预后是有效的[6,7]。

我们为什么需要共识，在哪些领域？

共识的存在并不意味小组的结论是正确的。事实上，有用的共识在初始之时不必一定正确，但必须会帮助带来最终的正确结果。在医疗保健领域，共识能在两个方面发挥重要的作用。

首先，医疗需要疾病定义以及疾病严重程度和进展判断的标准化。没有共同的“语言”，将不同的研究结果进行汇总显得异常困难。例如，人群“青光眼”的发病率可因定义的不同而千变万化[9,10]。当定义趋于统一时，比较和分析变得可行和有效。事实上，当美国防盲协会（Prevent Blindness America）在完成“2002 Vision Problems in the USA”时，就强调需要在全球范围的以人群为基础的研究中应用标准化的定义[11]。这些努力使得像 AIGS 或类似的组织能够提供这样的一套工作定义。

同样地，标准化的疾病严重程度以及疾病进展分级也是需要的。对青光眼而言，同样的视野检查结果选用不同的视野缺损分级算法会得到相差两倍的结果[12,13]。此外，正如本次 AIGS 会议其他的报告里提到的，检测疾病严重程度和进展的各种方法在病人分类方面也是各不相同。因此，疾病定义和分类的标准化一样重要。

早期的共识显得比较主观，但是确实必须的。事实上，当证据稀少的时候，共识委员会可能是最适宜的；当有更多的研究结果时，定量的研究荟萃会更好一些[14]。因此，当我们进一步确定视神经和视野特征与疾病进展的联系更为紧密时，我们就能更清楚地定义哪些病人正处于需要治疗的进展期，哪些病人不需要（或只是低风险）。这样我们就朝着疾病的循证定义前进了一步。

共识有用的第二个方面在于它能帮助传播疾病治疗的知识和技术。众所周知的是，即便是最好的随机对照研究，在研究资料发表多年后，甚至在 NIH 的共识发展会之后，也未必会在临床实际中得到广泛应用[15]。此外，在没有明确有力的证据支持某种诊疗行为比其他的更有优势的情况下，各种诊疗行为之间会存在明显的巨大差异，专科学会指南也是如此[16]。因此，只有将有力的循证科学证据与基于此证据之上的专家共识（以共识声明或指南表述）相结合，才能有效地促进新的诊疗模式被广为接受和应用。然而，只是达成共识并发表不足以显著改变新的诊疗模式的接受程度[15, 17]。在共识声明基础上形成的其他教育措施也是必要的。

当代医疗保健与共识和指南的关系

与共识指南相比，如今我们在临床医疗中做得如何？

在全美国进行的研究表明，无论是综合的眼保健人员（眼科全科医生及部分视光医生）以及青光眼专科医生都有提高医疗水平的必要[18~20]。采用表格回顾，管理数据库分析或其他评估手段发现，医务人员经常不实施，或至少不记录关键的医疗措施。首先，许多病人由非青光眼专业医生诊治，许多关键的诊疗过程并没有得到定期实施，最多的是前房角镜检查，视乳头分析，以及视乳头分析记录[18~20]。其次，重要的医疗判断经常缺少，或是没有记录，尤其是缺少目标眼压范围的判断（青光眼专科医生也是如此）[20, 21]。第三，病人没有完成足够的随访次数，无论是为视野或其他检查[22]。第四，与已发表的研究结果相比较，接受治疗的病人眼压并未降到足够低[23]。因此，如今很有必要改进青光眼医疗的模式。共识主要指导医务人员在医疗过程中应当如果做（在欧洲，美国和国际眼科理事会以实践指南的形式存在），并不存在指导何时以及如何具体治疗病人的共识。

当前的医疗模式：实际医疗工作中的数据（额外的细节）

初诊时得到的病史资料（AGS 成员调查结果）：

眼部 / 全身病史	80%
青光眼家族史	93%

既往医疗记录回顾	57%
眼部手术	24%
已确认的药物不耐受	57%
最后一次用药的时间	1%
视觉相关的生活质量评估	1%

初诊时得到的检查结果（Fremont 等，和 Albrecht 等）：

	全体医生（Fremont 等）	专科医生（Albrecht 等）
视力检查	99%	99%
瞳孔检查	74%	72%
IOP	96%	99%
房角镜检查	46%*	89%
视乳头 / 神经纤维层	94%*	96%
视乳头评估	88%*	91%
视野检查	66%*	88%
目标眼压	1%	27%**

*：初诊前 12 个月或后 6 个月之内

**：12 名美国青光眼专科医生的病历回顾

随访

	全体医生	专科医生
视神经		
2 年之内	39%	82%
当前检查	2%	60%

随访间隔（全体医生）

	轻度	中度 / 重度
≤1 个月	15%	24%
1～3 个月	21%	21%
3～6 个月	40%	38%
6～12 个月	20%	14%
> 12 个月	5%	3%

5 年以上时间内随访间隔 > 15 个月

没有	50%	2	13%
50%	17%	3+	20%

随访期间视野检查间隔（全体医生）

	轻度	中度/重度
≤1 个月	3%	4%
3～6 个月	5%	13%
6～12 个月	31%	40%
12～24 个月	48%	35%
>24 个月	14%	9%

治疗强度（全体医生）

轻度损伤（10 度视野以外一个半球内）**	
19mmHg 或更低	48%
20～21mmHg	18%
22mmHg 或更高	34%
中到重度损伤（两个半球，或 10 度视野内）**	
16mmHg 或更低	35%
17～18mmHg	17%
19mmHg 或更高	48%

** 如果没有视野资料，以 C/D 比值 0.6 作为分级标准

如何提高医生的诊治水平？

目前有证据显示何种方法能有效地改变医务人员的医疗行为[23]。首先，财务刺激能显著地改变卫生服务。在美国，享受快速支付系统的病人，其白内障手术率低于 50%[24]，因为按服务付费保险的手术中位视力为 20/50，而管制医疗保险的手术中位视力为 20/125[25]。其次，强制的管理规定会改变医生的医疗行为，收入损失或执业限制的处罚在此会体现出作用。第三，“意见领袖”策略会最终导致观点在一群人中的扩散和传播[26]。事实上，一个强有力的共识会比一个相对较低水平的共识更容易被接受[27]。第四，个体化的关注如“学术促销”能影响医生的医疗行为，制药厂家的努力是很好的例子[23]。第五，相应的，现场交流和反馈是有效的继续医学教育形式，而传统的讲座形式普遍无效[23]。

虽然这些传统的方法都有效，从更大的层面而言，最有效的措施可能是将改良后的医疗保健系统与技术手段相结合[28~31]。有关病人安全的研究提示将自动化系统与结构化的医疗保健过程相结合，能显著减少医疗差错[31]。此外，在眼科，neural 学习系统和自动化系统的工作已经能达到类似医生的水准[32]。因此将循证医疗指南与技术手段整合，可能是为病人提供高质量的医疗服务的一种方法。而评价这样的系统，我们的着眼点不应在于完美的表现，而应该是

这样的系统是否改善了我们目前的医疗服务。因此，使用标准化的疾病定义，疾病严重程度，疾病进展，以及标准化的医疗建议，可以促使这些新技术和新进展能更好地帮助医生服务于病人。

（吴仁毅 译）

参考文献

1. Park RE, Fink A, Brook RH et al: Physician ratings of appropriate indications for six medical and surgical procedures. Am J Public Health 1986;76:766-772.
2. Shekelle PG, Kahan JP, Bernstein SJ et al: The reproducibility of a method to identify the overuse and underuse of medical procedures. N Engl J Med 1998;338:1888-1895.
3. Shekelle PG, Park RE, Kaha JP et al: Sensitivity and specificity of the RAND/UCLA Appropriateness Method to identify the overuse and underuse of coronary revascularization and hysterectomy. J Clin Epidemiol 2001;54:1004-1010.
4. Campbell SM, Hann M, Roland MO, Quayle JA, Shekelle PG: The effect of panel membership and feedback on ratings in a two-round Delphi survey: results of a randomized controlled trial. Med Care 1999;37:964-968.
5. De Bosset V, Froehlich F, Rey JP et al: Do explicit appropriateness criteria enhance the diagnostic yield of colonoscopy? Endoscopy 2002;34:360-368.
6. Tobacman JK, Scott IU, Cyphert ST, Zimmerman MB: Comparison of appropriateness ratings for cataract surgery between convened and mail-only multidisciplinary panels. Med Decis Making 2001;21:490-497.
7. Tobacman JK, Zimmerman B, Lee P et al: Visual acuity following cataract surgeries in relation to preoperative appropriateness ratings. Med Decis Making 2003;23:122-130.
8. Park RE, Fink A, Brook RH et al: Physician ratings for appropriate indications for three procedures: theoretical indications versus indications used in practice. Am J Public Health 1989;79:445-447.
9. Kahan HA, Milton RC: Alternative definitions of open-angle glaucoma: effect on prevalence and associations in the Framingham eye study. Arch Ophthalmol 1980;98:2171-2177.
10. Wolfs RC, Borger PH, Ramrattan RS et al: Changing views on open-angle glaucoma : definitions and prevalences: the Rotterdam Study. Invest Ophthalmol Vis Sci 2000;41:3309-3321.
11. Friedman DS, Congdon N, Kempen J, Tielsch JM: Vision Problems in the US. Washington, DC: Prevent Blindness America/National Eye Institute 2002
12. Katz J, Congdon N, Friedman DS: Methodological variations in estimating apparent progressive visual field loss in clinical trials of glaucoma treatment. Arch Ophthalmol 1999; 117:1137-1142.
13. Katz J: Scoring systems for measuring progression of visual field loss in clinical trials of glaucoma treatment. Ophthalmology 1999;106:391-395.
14. Wortman PM, Smyth JM, Langenbrunner JC, Yeaton WH: Consensus among experts and research synthesis: a comparison of methods. Int J Technol Assess Health Care 1998;14(1):109-122.
15. Kosecoff J, Kanouse DE, Rogers WH et al: Effects of the National Institutes of Health Consensus Development Program on physician practice. JAMA 1987;258:2708-2713.
16. Leape LL, Weissman JS, Schneider EC et al: Adherence to practice guidelines: the role of specialty society guidelines. Am Heart J 2003;145:19-26.
17. Winkler JD, Kanouse DE, Brodsley L, Brook RH: Popular press coverage of eight National Institutes of Health consensus development topics. JAMA 1986;255:1323-1327.

18. Albrecht K, Lee PP: Conformance with preferred practice patterns in glaucoma care. Ophthalmology 1994;35:2455-2460.
19. Hertzog LH, Albrech KG, LaBree L, Lee PP: Glaucoma care and conformance with preferred practice patterns: examination of the private, community-based ophthalmologist. Ophthalmology 1996;103:1009-1013.
20. Fremont AM, Lee PP, Mangione CM et al: Patterns of care for open-angle glaucoma in managed care. Arch Ophthalmology 2003;121:777-783.
21. Lee PP, Budenz DL, Chen PP et al: A multicenter, retrospective study of resource utilization associated with severity of disease in glaucoma. Ophthalmology (Suppl) 2002
22. Lee PP, Feldman ZW, Ostermann J, Brown DS, Sloan FA: Longitudinal rates of annual eye examinations of persons with diabetes and chronic eye diseases. Ophthalmology 2003; 110:1952-1959.
23. Mazmanian P, Davis D: Continuing medical education and the physician as a learner: guide to the evidence: JAMA 2002;288:1057-1060.
24. Goldzweig CL, Mittman BS, Carter GM et al: Variations in cataract extraction rates in prepaid and fee-for-service settings. JAMA 1977;277:1765-1768.
25. Laouri M, Mittman BS, Lee PP et al: Developing quality and utilization review criteria for management of cataract in adults: phase II final report. Santa Monica, CA: RAND, PM-404-AHCPR, 1995
26. Grimshaw JM, Shirran L, Thomas R et al: Changing provider behavior: an overview of systematic reviews of interventions. Med Care 2001;39(8 Suppl 2):II2-45.
27. Jordan S, Burke JF, Fineberg H, Hanley JA: Diffusion of innovations in burn care: selected care. Burns Incl Therm Injuries 1983;9:271-279.
28. Rundall RG, Shortell SM, Wang MC et al: As good as it gets? Chronic care management in nine leading US physician organizations. Br Med J 2002;325:958-961.
29. Ferguson TB, Peterson ED, Coombs LP et al: Use of continuous quality improvement to increase use of process measures in patients undergoing coronary artery bypass graft surgery. JAMA 2003;290:49-56.
30. Bates DW, Pappius E, Kuperman GJ et al: Using information systems to measure and improve quality. Int J Med Inf 1999;53(2/3):115-124.
31. Kuperman GJ, Teich JM, Gandhi TK, Bates DW: Patient safety and computerized medication ordering at Brigham and Women's Hospital. Jt Comm J Qual Improv 2001;27(10):509-521.
32. Larsen M, Godt J, Larsen N et al: Automated detection of fundus photographic red lesions in diabetic retinopathy. Invest Ophthalmol Vis Sci 2003;44:761-766.

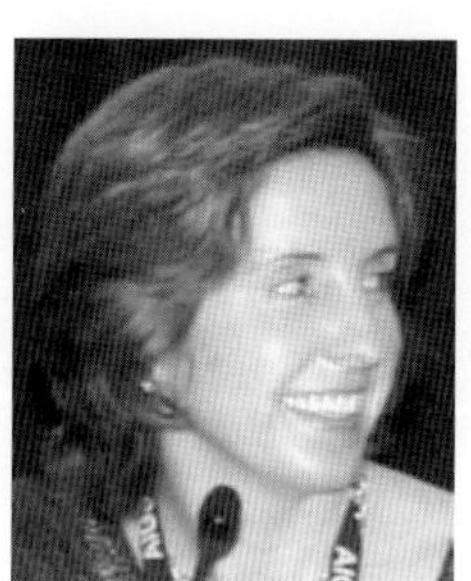

Anne Coleman

第2章　诊断研究的证据级别

Anne Coleman，David Friedman，Stefano Gandolfi，Kuldev Singh，Anja Tuulonen

阶段I

根据研究的质量将其分类

（Validity criteria from the EBM working group，JAMA 271：389-391，1994）

1 = 高质量 / 2 = 合格质量

a. 研究结果是否有效?

1 + 2　结论错误的风险小

1 + 2　$\alpha = 0.05$，$\beta = 0.20$

1 + 2　95% 置信区间窄

1 + 2　人群和方法与指南将要推广应用的人群相符

1　针对问题的有力研究设计（主要标准和次要标准均满足）

2　针对问题的研究设计

主要有效性标准

1　参考标准 = 视神经结构的进行性损伤

2　有参考标准的定义

1 + 2　参考标准应用于所有研究对象

1 + 2　诊断性检查结果和参考标准的单独、设盲评估（两者分别单独评估）

1 + 2　诊断性检查的临床适用人群范围合适（包含青光眼性视神经损伤的不同阶段）

1　此前未筛查的人群

2　可能是此前未筛查的人群

次要有效性标准

1 + 2　诊断性检查的结果不应影响进一步作参考检查的决定（工作偏倚）

1 + 2　完整地报告检查方法因而检查可以重复

b. 结果是什么?

1 + 2　完整报告分析和解释

1+2 似然比是否提供？或者是否有足够的数据用以计算似然比？

c. 结果是否有助于诊治患者?

1+2 在一般的临床实践中检查的可重复性好

1+2 论文中的患者群包含临床医生将推广检查的目标人群(可推广性)

3=低质量

a. 结果是否有效?

- 研究不满足高质量或合格质量标准

b. 结果是什么?

- 没有似然比数据，没有足够的数据计算似然比

c. 结果是否有助于诊治患者?

- 在一般的临床实践中检查的可重复性差。

阶段 II

证据强度的共识

有待一组阅读过论文以及对相关检查论文进行了评分的专家来确定。证据强度的评估结果可能是:

- 很强的以研究为基础的证据(A)
- 中强证据(B)
- 有限的以研究为基础的证据(C)
- 无证据(D)

敏感性和特异性的相关性

敏感性和特异性是广泛使用的描述诊断性检查的概念。两者经常应用于评估青光眼诊断技术，也应用于眼科其他领域，虽然两者也具有相应的局限性。敏感性是指检查阳性的人群中青光眼患者的比例，而特异性是指在检查阴性的人群中非青光眼患者的比例。为了技术敏感性和特异性，检查结果将分为青光眼和非青光眼两组，置于 2×2 表格中。正如我们所知在医学其他领域里一样，

针对性检查的结果有时模棱两可，因此有时需要引入“不确定”这一类别。不过，当计算敏感性和特异性时，不确定的结果必须被舍弃，或者归类到“疾病”或“非疾病”。这种强制性的决定限制了诊断性检查在临床的应用，因为你丢失了一些信息，且迫使你选取一个分界点以区分阳性和阴性结果。虽然受试者工作特征（ROC）曲线可以帮助选择分界点，但仍依赖将结果分类为“疾病”或“非疾病”。

诊断性检查的价值不仅取决于敏感性和特异性，也取决于疾病的人群患病率。对于青光眼而言，这一点尤其如此。即使是很高敏感性和特异性的诊断性检查，在筛查低风险人群的时候其实用性也是有疑问的，因为青光眼在普通人群中的患病率较低，很高比例的检查阳性患者可能是假阳性。敏感性和特异性的另一个问题是用于计算的研究人群可能与临床实际不相关。比如，即使用直接检眼镜检查，如果研究人群仅仅由非常严重的青光眼患者以及健康人构成，检查的敏感性和特异性都可以达到100%。

比敏感性和特异性可能更有用的概念是似然比（likelihood ratio，LR）。似然比是指一个青光眼患者会有某项检查结果的可能性除以一个非青光眼患者会有某项检查结果的可能性。一项诊断性检查的LR可以预判某个体患青光眼的验前概率。LR大于10或小于0.1会出现大而确定的验前概率变化，而LR值为1-2和0.5-1会出现中等程度的验前概率变化（LR大于1和小于1的解释是对称的，1代表无信息结果。LR为10时与无信息结果的偏离度与LR为0.1时一样，LR为2时与无信息结果的偏离度与LR为0.5时一样）。

任何检查都会遇到参考标准选择的问题。在青光眼研究中，参考标准的选择是很困难的，因为关于青光眼的定义目前并没有广为接受的“金标准”。本小组的共识是“进行性的视神经结构损伤”是当前最好的“金标准”。不幸的是，目前只有少数的研究能纵向随访病人足够长的时间以记录视神经的进行性损伤。因为心理测量学检查的检查间波动，以及检查结果与视神经进行性损伤结果的一致性较低，当前我们并不推荐心理测量学检查作为金标准。

（吴仁毅 译）

参考文献

1. Guyatt G and Rennie D, ed. Users' Guide to the Medical Literature: A Manual for Evidence-Based Clinical Practice, American Medical Association, 2002.
2. Oxman AD, Sackett DL, Guyatt GH for the Evidence-Based Medicine Working Group. Users' Guides to the Medical Literature I. How to Get Started. *JAMA*
3. Guyatt GH, Sackett DL, Cook DJ for the Evidence-Based Medicine Working Group. Users' Guides to the Medical Literature II. How to Use an Article About Therapy or Prevention B. What Were the Results and Will They Help Me in Caring for My Patients? *JAMA* 1994;271:59-63.

4. Guyatt GH, Sackett DL, Cook DJ for the Evidence-Based Medicine Working Group. Users' Guides to the Medical Literature II. How to Use an Article About Therapy or Prevention A. Are the Results of the Study Valid? *JAMA* 1993;270:2598-2601.
5. Jaeschke R, Guyatt GH, Sackett DL for the Evidence-Based Medicine Working Group. Users' Guides to the Medical Literature III. How to Use an Article About a Diagnostic Test A. Are the Results of the Study Valid? *JAMA* 1994;271:389-391.
6. Hulley SB, Cummings SR. Browner WS, Grady D, Hearst N, and Newman TB. Designing Clinical Trials: An Epidemiological Approach. Lippincott Williams and Wilkins, Baltimore, MD, 2001.

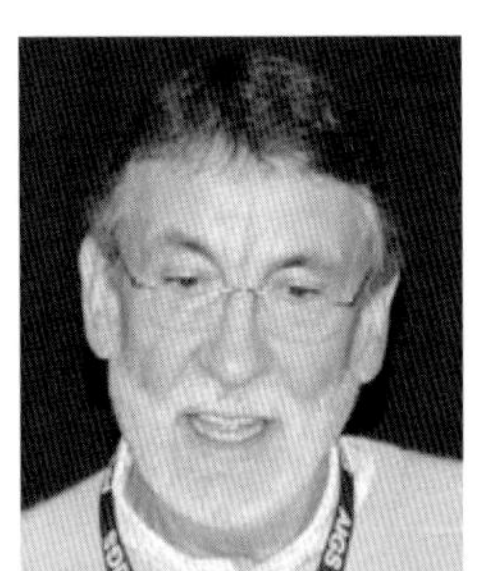

Ronald S. Harwerth

第3章 青光眼损伤的组织病理学 I

Ronald S. Harwerth

摘要

青光眼视神经病变的结构测量的基本原理和其心理物理的测量原理不同，这些不同也许可以解释为什么可观测的视乳头的变化往往早于并可预知视野缺损的发展。

- 解剖结构变化的物理测量值是线性函数。
- 视觉阈值并不是由人群所有检查结果的线性叠加，而是非线性相互作用(概率总和)所决定。
- 对于标准的白 / 白视野临床检查法，当把概率总和以及离心率因素包括在内时，有很强的结构 - 功能相关性，视野检查的替代形式也必须具有类似的关系。
- 针对特定神经节细胞而设计的视野检查的刺激，通过减少潜在的检测器池中的检测器数量，在监测节细胞的早期丢失方面也许比白光刺激更有效。但是在随访已经存在的视野缺损的进展方面并不一定更加有效。

在能够检测到结构改变或者功能缺失之前，有多少和什么类型的视神经纤维 / 节细胞已经丢失?

这个问题的三个方面有令人信服的证据：①在功能改变之前，就可以检测到青光眼性视神经病变的结构改变[1~10]；②功能性的改变能对病情进展进行更好的定量，尤其是在中到重度病程[11~15]；③用节细胞特异性刺激做的功能检查比标准的白光刺激更早提供青光眼的证据[16~23]。对于这些结构和功能关系的一个合理解释应该是由于各种类型测量的基本原理的不同。

表面上看，对于青光眼患者早期的神经元损失，解剖结构的测量要比心理物理测量敏感的多，因为视神经乳头的变化代表视网膜广泛区域的变化而不是局部的缺损。对于物理测量，一旦解剖结构损伤超过测量仪器的分辨率，解剖结构损伤都可以检测到，而且损伤的进展呈线性，直至残余的结构低于测量仪器的分辨率。譬如视网膜神经纤维层厚度的测量(图 1，虚线)，如果正常厚度是 100μm 而测量分辨率是 10μm，那么一旦前神经纤维丢失超过 10% 就可以检测到，而且丢失会呈线性进展，直到超过可测量的上限，即初始厚度的 90%（大约 10dB 的范围）。

然而，视觉阈值并不是由人群所有检测器检查结果的线性叠加，而是由非线性相互作用（例如，神经检测器之间的概率总和）决定。概率求和的基本原理是，无论什么时候，在总体中至少有其中一个潜在的检测器检测到刺激，从而使观察者能够观察到这个刺激。感觉基质和神经基质的一般关系来自于概率总和是一个指数函数，以检测器数量和检测每个可能机制的概率为基础[24, 29]。尽管这样，撇开理论不言，青光眼视野损失的临床应用的重要性在于，视觉敏感度随着神经节细胞密度的变化应该是一个两坐标都是对数的线性关系。这一关系已经在猴子的青光眼模型中证实，结果发现视觉敏感度的 dB（Humphrey 视野分析器中 24-2 程序的给定的测定位置阈值）随着神经节细胞密度的 dB（相应视网膜位置的神经节细胞组织学计数对数值的 10 倍）变化的经验关系曲线完全符合线性回归（Harwerth 等. IOVS; 44: ARVO 摘要 1040）。这些线性回归的参数在 3 个重要的方面随着视网膜离心率的变化而变化：①从中心到周围的检测区域，正常视网膜神经节细胞密度降低了 10dB，正常的视野计下的视觉敏感性降低了 5dB；②从中心到周围的检测区域，视觉灵敏度对神经节细胞密度的函数斜率增加了大约 2 倍；③函数的截距随着离心率大约降低 2。因此，在证实视野发生显著的缺损之前，神经节细胞数量的损失也会随着视网膜离心率的变化而变化。以临床上标准的视野测量（如图 1 的实线所示）为例，当离心率为 15×15°，以敏感度损失对神经功能损失作函数时，斜率大约是 2dB/dB。在这个离心率时，敏感度的视野前损失（少于 95% 的置信区间）大约是 6dB，对应于 3dB 即 50% 的神经损失，而可测量视力损害的测量范围上限大约为 30dB，即大约 97% 的神经损伤。相比之下，对于细胞密度增加十倍的最中心的 3×3° 检测区域，当 40% 的神经节细胞丢失以后，首先会出现显著地视野缺损，且在视敏度无法测量之前，神经节细胞丢失可增至约 99%。

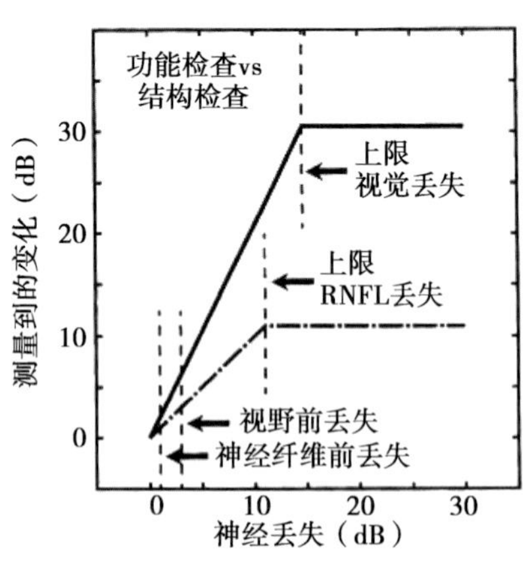

图 1 图解青光眼神经损失和测量变化的关系，用视觉灵敏度功能的测量（实线）**和视网膜神经纤维层结构的测量**（虚线）**来表示**

至于青光眼视神经病变的早期结构和功能表现，基于测量的理论，即使是大约 1dB 的神经厚度损失，就应该检测到结构损伤；相比而言，标准视野检查下，发生中 - 周视野 3dB 的神经节细胞损失时才能检测到。但是，视野缺损发生以后，视野检查可能更容易检测到缺损的进展情况，因为功能损失的进展大约是神经损失速率的 2 倍，而对于结构损伤仅为 1 倍。另外，标准视野检查时，测量功能损失的动态范围远大于测量结构损伤的动态范围，中心视力尤其如此。

关于在检测到结构和功能的损伤之前，有多少特殊类型的神经元可能会丢失，这个问题的答案并不确定。特别关于结构测量，虽然某一天也许会变成可能，但现在没有证据证明图像检查方法对于结构上或者功能上的神经节细胞亚型敏感。相反的，大量的研究发现，在标准的临床视野测量能够发现之前，通过其他方法可以对功能性神经丢失提供诊断性的证据。为这些研究定制的刺激，被用来在解剖学上不同的视觉传入通道中区分特定的神经机制。然而，尽管有大量证据表明在检测早期的神经损失方面，神经节细胞的特定刺激比白光更有效，但这些有效性是否通过检测对青光眼损伤最敏感的神经节细胞的功能而获得仍然存在争议。

另一种解释是，基于如上所述的概率总和原则，推测是通过减少潜在检测器池中的检测器数量，从而显现出早期神经损失。依此，用能区分小的神经节细胞亚型的刺激来检测早期功能损失会有更高的敏感度，因为结构与功能的关系曲线更陡峭。实验性青光眼的研究表明，用标准的临床视野检查，由于神经节细胞正常密度降低，结构和功能关系曲线的斜率随着视网膜离心率的增加变得更陡峭。因此，用非特异性的白光刺激检测到的早期视野缺损出现在周边的检测区域，而且也能被神经节细胞特异性的刺激检查出来（这些刺激进一步减少有效的神经检测器的数量），并得到更陡峭的函数曲线。另一方面，每条平行通道的神经元的特定功能特性，只扩展了特定的刺激的敏感度范围，而不是产生独一无二的信号处理；并且，不清楚对于已建立的正常视觉的心理 - 生理联系，对于已经减少了数量的神经元是否还适用。因此，很可能是这样，在发生神经节细胞特异性的反应特性（如闪烁或运动）相关的早期损伤之后，进一步的神经损失可能对所有的刺激特效都会产生等同的阈值反应。

不同的功能损伤是由不同的细胞造成的吗？

如上所述，其他视野测量的心理物理 - 生理联系研究一致发现，针对特定的神经节细胞群体的刺激可改进青光眼神经损失的早期检测 [22, 23, 30~33]。选择性检查策略的普通想法是设计与疾病早期最容易受影响的神经元的生理特性相匹配的刺激特性。然而，似乎没有一个始终优于其他的特定类型的刺激；相反，许多其他的刺激可改进早期检测 [34, 35]。这个总体上的发现与实验性青光眼的研究结果一致，表明了敏感性 - 神经损失函数的斜率取决于视网膜神经节细胞的正常密度（Harwerth 等，IOVS；44：ARVO 摘要 1040）。具体而言，当初始正常细胞密度较低时，该函数的斜率是陡峭的；因此，如果用某一个刺激设置能够区分出来一个相对稀疏的细胞群体，那么就能够在总的神经节细胞群体中检测到小的功能损伤。

另一方面，一旦神经病变进展到临床显著的水平选择性地检测不同的神经节细胞群体的各种视野检查方法之间具有高度的相关性，例如，倍频视野技术、高通分辨率法、标准自动视野测量法以及不同空间频率对比敏感度视野检查法[33, 36, 39]。例如，在一个确定视网膜 - 外膝体 - 皮层通路的每一部分损失的相对速率的实验中，测定得到实验性猴子青光眼的增量 - 光谱敏感性阈值的函数。在增量 - 光谱敏感性阈值的函数中有三个峰值，代表了平行的三个细胞通路成分，即：一个短波长的一个峰值代表尘细胞通路的短波机制，一个相反的长波长色觉峰值代表小细胞通路和一个不相反的中波长的峰值代表大细胞通路。结果表明在中度或严重的视野缺损，损伤是非选择性的，各种通路的敏感性损伤大致一致。然而，轻度损伤的敏感度损伤，无论是在短波长或是相反的色觉机制，都大于传统的白光刺激。

在最近的报告中，已经有非选择性神经损失的额外证据，基于稀疏大神经节细胞的响应特性的倍频视野检查法，和基于群体数量最多的小细胞神经节细胞的响应特性高通分辨视野检查法，在青光眼的不同阶段有很好的相关性[37~39]。同样的，在实验性青光眼，测量视野缺损的进展，采用标准视野测量法和对比敏感度视野测量法是高度相关的（Harwerth 等，未发表资料）。在小细胞和大细胞神经元的传入通路上，视敏度的损失量和神经元的代谢活性下降量（即细胞色素氧化酶反应性）之间，也有良好的相关性[42]。由于细胞色素氧化酶水平反映神经节细胞缺失和功能障碍的联合效应，这些组织化学的测量结果是与以前的研究结果一致，表明高通分辨视野测量法及倍频视野测量法测量结果是相关的。两组数据表明，用其他刺激的视野测量法能够进行青光眼的早期检测，并不是基于两个平行的神经通路中哪一个通路中的神经元损伤比另一个要大得多。

（吴仁毅 译）

参考文献

1. Drance SM: Doyne Memorial Lecture, 1975: Correlation of optic nerve and visual field defects in simple glaucoma. Trans Ophthalmol Soc UK 1975;95:288-296.
2. Quigley HA. Examination of the retinal nerve fiber layer in the recognition of early glaucoma damage. Trans Am Ophthalmol Soc 1986;84:920-966.
3. Sommer A, Katz J, Quigley HA, Miller NR, Robin AL, Richter RC, Witt KA: Clinically detectable nerve fiber atrophy precedes the onset of glaucomatous field loss. Arch Ophthalmol 1991;109:77-83.
4. Hoh ST, Greenfield DS, Mistlberger A, Liebman JM, Ishikawa H, Ritch R: Optical coherence

tomography and scanning laser ploarimetry in normal, ocular hypertensive, and glaucomatous eyes. Am J Ophthalmol 2000;129:129-135.

5. Bowd C, Zangwill LM, Berry CC, Blumenthal EZ, Vasile C, Sanchez-Galeana C, Bosworth CF, Sample PA, Weinreb RN: Detecting early glaucoma by assessment of retinal nerve fiber layer thickness and visual function. Invest Ophthalmol Vis Sci 2001;42:1993-2003.
6. Sanchez-Galeana C, Bowd C, Blumenthal EZ, Gokhale PA, Zangwill LM, Weinreb RN: Using optical imaging summary data to detect glaucoma. Ophthalmology 2001;108:1812-1818.
7. Soliman MA, Van Den Berg TJ, Ismaeil AA, DeJong LA, De Smet MD: Retinal nerve layer analysis: relationship between optical coherence tomography and red-free photography. Am J Ophthalmol 2002;133:187-195.
8. Greaney MJ, Hoffman DC, Garway-Heath DF, Nakla M, Coleman AL, Caprioli J: Comparison of optic nerve imaging methods to distinguish normal eyes from those with glaucoma. Invest Ophthalmol Vis Sci 2002;43:140-145.
9. Johnson CA, Sample PA, Zangwill LM, Vasile CG, Cioffi GA, Lieberman JR, Weinreb RN: Structure and function evaluation (SAFE). II. Comparison of optic disk and visual field characteristics. Am J Ophthalmol 2003;135:148-154.
10. Matsumoto C, Shirato S, Haneda M, Yamashiro H, Saito M: Study of retinal nerve fiber layer thickness within normal hemivisual field in primary open-angle glaucoma and normal-tension glaucoma. Jpn J Ophthalmol 2003;47:22-27.
11. Jonas JB, Grundler AE: Correlation between mean visual field loss and morphometric optic disk variables in the open-angle glaucoma. Am J Ophthalmol 1997;124:488-497.
12. The AGIS Investigators: The Advanced Glaucoma Intervention Study (AIGS). 7. The relationship between control of intraocular pressure and visual field deterioration. Am J Ophthalmol 2000;130:429-440.
13. Heijl A, Leske MC, Bengtsson B, Hyman L, Bengtsson B, Hussein M: Early Manifest Glaucoma Trial: reduction of intraocular pressure and glaucoma progression: results from the Early Manifest Glaucoma Trial. Arch Ophthalmol 2002;120:1268-1279.
14. Johnson CA, Sample PA, Cioffi GA, Lieberman JR, Weinreb RN: Structure and function evaluation (SAFE). I. Criteria for glaucomatous visual field loss using standard automated perimetry (SAP) and short wavelength automated perimetry (SWAP). Am J Ophthalmol 2003;134:177-185.
15. Okada K, Watanabe W, Koike I, Tsumamoto Y, Mishima HK: Alternative method of evaluating visual field deterioration in very adavanced glaucomatous eye by microperimetry. Jpn J Ophthalmol 2003;47:178-181.
16. Tyler CW: Specific deficits of flicker sensitivity in glaucoma and ocular hypertension. Invest Ophthalmol Vis Sci 1981;20:204-212.
17. Adams AJ, Rodic R, Husted R, Stamper R: Spectral sensitivity and color discrimination changes in glaucoma and glaucoma-suspect patients. Invest Ophthalmol Vis Sci 1982;23:515-524.
18. Lachenmayr BJ, Airaksinen PJ, Drance SM, Wijsman K: Correlation of retinal nerve fiber layer loss, changes at the optic nerve head and various psychophysical criteria in glaucoma. .Graefe's Arch Clin Exp Ophthalmol 1991;229:133-138.
19. Johnson CA: The Glenn A. Fry Award Lecture: early losses of visual function in glaucoma. Optomet Vis Sci 1995;72:359-370.
20. Frisen L: Acuity perimetry: estimation of neural channels. Int Ophthalmol 1988;12:169-174.
21. Sample PA, Bosworth CF, Blumenthal EZ, Girkin C, Weinreb RN: Visual function-specific perimetry for indirect comparison of different cell populations in glaucoma. Invest Ophthalmol Vis Sci 2000;41:1783-1790.
22. Johnson CA: Psychophysical measurement of glaucomatous damage. Surv Ophthalmol 2001;45(Suppl 3):S313-S318.
23. Stroux A, Korth M, Junemann A, Jonas JB, Horn F, Ziegler A, Martus P: A statistical model for the evaluation of sensory tests in glaucoma, depending on optic disc damage. Invest

Ophthalmol Vis Sci 2003;44:2879-2884.
24. Pirenne MH: Binocular and monocular thresholds for vision. Nature 1943;153:698-699.
25. Nachmias J. On the psychometric function for contrast detection. Vision Res 1981;21:215-223.
26. Robson JG, Graham N: Probability summation and regional variation in contrast sensitivity across the visual field. Vision Res 1981;21:409-418.
27. Tolhurst DJ, Movshon JA, Dean AM: The statistical reliability of signals in single neurons in cat and monkey visual cortex. Vision Res 1983;23:775-785.
28. Harwerth RS, Smith EL: The intrinsic noise of contrast sensitivity perimetry. In: Wall M, Wild J (eds) Perimetry Update 2000/2001, pp 59-68. The Hague: Kugler Publications 2001
29. Harwerth RS, Crawford MLJ, Frishman LJ, Viswanathan S, Smith EL, Carter-Dawson L: Visual field defects and neural losses from experimental glaucoma. Prog Retinal Eye Res 2002;21:91-125.
30. Johnson CA, Adams AJ, Casson EJ, Brandt JD: Progression of early glaucomatous visual field loss as detected by blue-on-yellow and standard white-on-white automated perimetry. Arch Ophthalmol 1993;111:651-656.
31. Cello KE, Nelson-Quigg JM, Johnson CA: Frequency doubling technology perimetry for detection of glaucomatous visual field loss. Am J Ophthalmol 2000;129:314-322.
32. Ansari EA, Morgan JE, Snowden RJ: Glaucoma: squaring the psychophysics and neurobiology. Br J Ophthalmol 2002;86:823-826.
33. Sample PA: What does functional testing tell us about optic nerve damage? Surv Ophthalmol 2001;45(Suppl 3):S319-S324.
34. Sample PA, Madrid ME, Weinreb RN: Evidence for a variety of functional defects in glaucoma-suspect eyes. J Glaucoma 1994;3(Suppl 1):S5-S18.
35. Lynch S, Johnson CA, Demirel S: Is early damage in glaucoma selective for a particular cell type or pathway? In: Wall M, Heijl A (eds) Perimetry Update 1996/1997, pp 253-261. Amsterdam: Kugler Publications 1997
36. Ansari EA, Morgan JE, Snowden RJ: Psychophysical characterization of early functional loss in glaucoma and ocular hypertension. Br J Ophthalmol 2002;86:1131-1135.
37. Martin L, Wanger P, Vancea L, Gothlin B: Concordance of high-pass perimetry and frequency-doubling technology perimetry results in glaucoma: no support for selective ganglion cell damage. J Glaucoma 2003;12:40-44.
38. Kadaboukhova L, Lindblom B: Frequency doubling technology and high-pass resolution perimetry in glaucoma and ocular hypertension. Acta Ophthalmol Scand 2003;81:247-252.
39. Iester M, Altieri M, Vittone P, Calabria G, Zingirian M, Traverso CE: Detection of glaucomatous visual field defect by nonconventional perimetry. Am J Ophthalmol 2003;135:35-39.
40. Harwerth RS, Smith EL, Chandler M: Progressive visual field defects from experimental glaucoma: measurements with white and colored stimuli. Optom Vis Sci 1999;76:558-570.
41. Harwerth RS, Crawford MLJ: The relation between perimetric and metabolic defects caused by experimental glaucoma. In: Wall M, Wild J (eds) Perimetry Update 2002/2003.The Hague: Kugler Publications (in press)

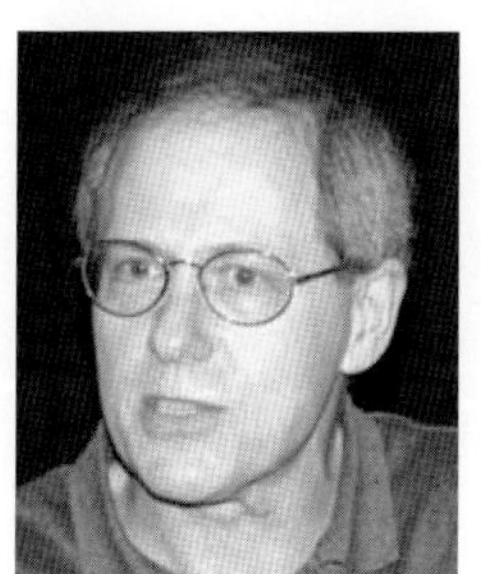

Harry Quigley

第 4 章　青光眼损伤的组织病理学 Ⅱ

Harry Quigley

摘要

- 理想的情况下，通过视乳头或神经纤维层检查能够在视网膜神经节细胞（RGC）丢失 5% 时检测出来，但是一般情况下是丢失 30%～40% 时才能检测到。
- 不同程度的 RGC 丢失均能引起功能损失，取决于功能检查方法和视网膜离心度。损伤越接近视网膜中心功能损失越大。Humphrey 视野检查的视野损害概率值反映了至少 25%～35% 的局部 RGC 丢失，视力的下降反映了 40% 以上的 RGC 死亡，传入性瞳孔障碍则反映了 25% 的不对称性 RGC 丢失。
- 在人和动物青光眼模型中，虽然最终所有的 RGC 都会死亡，优势证据显示大 RGC 的死亡最早发生。在青光眼的猴子模型中（人的尸体解剖中较少发现）发现外侧膝状体细胞的丢失，甚至对视皮质也有影响。
- 能否将解剖学上的 RGC 选择性丢失以心理物理学的方法检测出来，取决于特定类型 RGC 的丢失能被功能性检查检测出来的敏感性。

报告内容

1. 在我们能够检测到结构损伤（定义为偏离统计学正常，并与青光眼相关）之前，有多少数量以及哪些种类的神经纤维 / 节细胞已经丢失？
   a. 在人眼和猴眼，比较了杯 / 盘比值或盘沿面积与视网膜神经节细胞（RGC）丢失的关系。神经纤维的丢失取决于视乳头的大小，因为大视乳头具有更多的神经纤维数量。因此，每单位杯 / 盘比变化对应的神经纤维丢失数量取决于视乳头的大小。盘沿面积是神经纤维丢失的更为精确的测量指标，与纤维数量相关性更好，大约每 mm^2 的纤维数为 600 000 根。当基线杯 / 盘比为 0.2 时，增加 0.1 意味着 80 000 根神经纤维（5%）的丢失；而起始视杯为 0.6 的时候，则意味着将近 480 000 根神经纤维（20%）的丢失（见下面的参考文献）。因此，丢失的总量取决于对给定盘沿量的变化检测能力，以及视乳头的初始状态。很多临床医生也许会同意如果基线的时候就有高质量的眼底照片，视杯即使增加 0.1 也容易被注意到。

没有系列的眼底照片要识别视杯与正常不一样的区别是很困难的。对欧洲人群，我们可以将杯 / 盘比的 97.5 百分位数设定为视杯大小异常的静态标准，对许多人群而言这个值是 0.7，而正常平均值为 0.4。因此，通过我们的计算，这意味着 700 000 根神经纤维的丢失，或者最初总数的 39%（从 0.4 变为 0.7）。

b. 神经纤维层检查（临床 / 照相）：在本次会议分析的其他部分，我已报告了运用这种方法检测 RGC 丢失数量的相关数据。我假定其他人在报告其他检查设备时也会这样做。激光和光学的多种影像设备（GDx，OCT，Glaucoma-Scope，Topcon Imagenet）已被应用于患青光眼的猴子以显示神经纤维丢失的程度。由于视乳头大小的差异，以及影响其他检查的相关因素（在 OCT 是视网膜的解剖），这些差异对测量的影响情况自然会和上面描述的杯 / 盘比情况类似。

2. 在我们能够检测到结构损伤（定义为偏离统计学正常，并与青光眼相关）之前，有多少数量以及哪些种类的神经纤维 / 节细胞已经丢失？
   a. 在一项结合青光眼 RGC 数据和模型的报告中，Frisen 和 Quigley 估计在发生视力下降之前已有超过 40% 的黄斑部 RGC 丢失。
   b. Kerrigan-Baumrind 等人对视野（人类）作了最多的研究（17 眼，13 名病人）。对 Humphrey 视野检查（HFA 1：标准程序）：CPSD 概率为 0.5%＝36% RGC 丢失。对于每一个点，5dB 的下降对应于 25% 的 RGC 丢失。对每一个点，0.5% 的概率异常意味着 RGC 的丢失率为 29%。Quigley 等人（1989）研究了有自动视野检查结果的 3 只眼，得出结论是每一个点上 5dB 的下降提示 RGC 丢失至少 20%，10dB 相当于 40% 的丢失。但是，在中央 12 度的范围内，5dB 的下降相当于 50% 的 RGC 丢失率。Quigley 等（1983）用静态 Tübingen 视野检查研究一只眼，发现虽然其阈值在正常值的 2dB 以内，RGC 的丢失率却达到了 72%。Quigley 等（1982）也提出，需要达到 Goldmann 视野损伤的标准（18 眼，12 名病人），RGC 的损伤至少到达 40% 左右。
   c. 视野（猴子青光眼）：Harwerth 等（1999）研究了患青光眼的猴子，发现视敏度的下降与低于 50% 的 RGC 丢失无很好的相关性。随着细胞进一步丢失，这一相关性变为线性（0.42dB/ 百分比的 RGC 丢失，Quigley 等人研究人眼的数据为 0.4dB/ 百分比的 RGC 丢失）。Garway-Heath 等（2000）建议如果用 1/ 朗伯而不是 dB 与 RGC 丢失率作图的话，将会得到线性方程。
   d. 电生理（猴子）：Marx 等人（1988）用 3 只猴子做研究，显示图形视网膜电图（pERG）对 RGC 丢失十分敏感，也许甚至早于视杯扩大之前（未提供

RGC 的定量数据）。Johnson 等（1989）证实了 pERG 能够检测到单眼青光眼性损伤，但是并不早于细胞丢失的发生。多焦和闪光暗视 ERG 也与细胞丢失进行了比较，后者的相关性较差。

e. Levin 等人在人眼上研究了传入性瞳孔障碍，Kerrison 等人在受伤的猴子上做了研究。这些研究发现当至少 25% 的 RGC 丢失后会发生传入障碍；在人眼，这种不相称性更为明显。

3. 不同的功能损害是否由于不同的细胞损失所致？是否存在某种 RGC 类型的选择性丢失？

   a. 有 6 个小组研究了 RGC 的选择性损伤，其中 5 组发现在人或实验性猴子青光眼中，大的 RGC 在解剖学上更易受到损伤或发生死亡。2 个实验室研究了 RGC 细胞体。Asai 等（1987）发现在两个青光眼眼球中，具有较大细胞直径的 RGC 更容易发生死亡。Quigley 报道了在 41 只青光眼眼球中 RGC 细胞体和轴突的直径大小分布情况（1988，1989，2000），有明显的证据显示视神经中存在大细胞体和大轴突的 RGC 的选择性丢失。为此我们特别注意排除了一种可能（Morgan 在编辑时建议），即这些结果反映的是 RGC 在死亡之前发生皱缩。这些结果与细胞皱缩完全不一致，除非在细胞死亡之前只有大 RGC 的皱缩（见 Weber 等人下面的报告）。在这种情况下，早期的选择性皱缩代表着选择性死亡的一个阶段。这种选择性效应仅见于轻到中度的青光眼，因为此时的大 RGC 细胞数量还处于适中水平。具有更多大轴突的视神经区域在青光眼的早期就可见到更明显的损伤，这一点与缺血性视神经病变不同，后者以小 RGC 损伤为主（Levin 等，1983）。

   - 在激光损伤诱导的猴子慢性青光眼模型中，RGC 细胞体和轴突的数据都显示了大细胞的选择性丢失，结果不能以细胞皱缩作为解释（Quigley 等，1987; Glovinsky 等，1991，1993）。关于从 RGC 到外侧膝状体的轴浆运输的定量研究显示，终止于大细胞层即大 RGC（Dandona，1991）的轴突存在选择性的丢失。Vickers 等（1995）用抗体标记 RGC，这些抗体针对神经丝蛋白，后者更多地用于鉴别大 RGC。他们发现："在青光眼眼球发生变性的细胞中，很大比例是具有神经丝蛋白免疫活性的细胞"。Morgan 等（2000）对 3 只经过短期（14 周）眼压升高的猴眼进行了研究，对 1282 只细胞进行了分类。他们发现 parasol 和 midget RGC 的丢失差别"没有显著性"，但是他们没有就这个小样本研究计算检验效能。在实验性高眼压大鼠，大 RGC 轴突同样更早地选择性地消失（Levkovitch-Verbin 等，2002）。
   - 有 2 个小组仔细研究了实验性青光眼中 RGC 树突的改变。Weber 等（1998）研究了 14 只高眼压的猴子，7 只平均 IOP 大于 40mmHg，3 只大于

50mmHg。5 只动物在实验性青光眼发生后的 4 周内完成了研究。没有 RGC 丢失的数据（以杯 / 盘比估计细胞丢失，仅在长期慢性损伤时有意义）。他们认为 RGC 细胞构成的改变是因为“皱缩”，然而他们的数据同样可以用大细胞的选择性丢失解释。在所有实验组中，Midget 和 parasol RGC 的细胞体直径在杯 / 盘比为 0.4～0.6 组中最大，仅在很高眼压、很短时间组的猴眼中见到细胞体变小。Midget RGC 的树突野没有发生变化，而 parasol RGC 的树突野与正常相比小了 50%，同样也是多见于高眼压 - 短时间组的动物。类似地，通视网膜中轴突直径的测量发现 midget RGC 并未发生变化，而 parasol RGC 总的轴突直径减少了 8%，基本上见于高眼压 - 短时间组的动物，这组动物的轴突变细 44%。总之，实验所见为大细胞的变化比小细胞显著得多，且更应该是大 parasol 细胞的丢失而不是皱缩。进一步的证据来自 Shou 等人（2003），他们在猫身上做了短期升高眼压造成 RGC 损伤的实验。他们发现大细胞和小细胞都发生体积减小，但是大细胞更为显著。因此，上述研究都提示了大细胞选择性的损伤效应，支持大细胞在实验性 IOP 升高时的更易受损这一结论。

b. 外侧膝状体和视皮质的选择性效应

- 从 3 个青光眼病人和匹配对照的尸检发现，青光眼患者脑部外侧膝状体组织的大细胞层有 20% 细胞丢失，而小细胞层未发生细胞丢失（Chaturvedi *et al.*，1993）。
- Dandona 等（1991）最早研究了实验性青光眼猴子的外侧膝状体，发现从 RGC 到外侧膝状体的运输下降，大细胞层明相比小细胞层更为明显（7 只动物中的 5 只，定量研究）。其他关于外侧膝状体和皮质的研究检测了前部视觉通路的继发性损伤，而不是 RGC 本身。很有可能选择性损伤仅发生于 RGC，而不是视觉通路上的下游区域。同样可能的是，某些 RGC 功能的易损性也不具有选择性，虽然不同 RGC 在中枢神经系统的伙伴细胞可能受到的影响不尽相同。总而言之，视觉系统的后面部分不具有损伤的选择性，并不与 RGC 的选择性损伤这一事实相矛盾。
- Vickers 等（1997）发现青光眼猴子的大细胞层和小细胞层通路细胞色素氧化酶的活性均下降，两者之间没有区别。Crawford 等（2000）进一步证实这个发现，而且显示虽然酶活性的下降具有统计学显著性，也仅比正常的酶活性下降 15%。上述实验均未提供比较大细胞和小细胞层酶活性的检验效能。
- Weber 等（2000）用硫堇染色的方法研究外侧膝状体细胞，识别出每个神经元，进而计算细胞密度，细胞数目以及外侧膝状体每层的体积。他们研究了 14 只猴子，青光眼病情从轻到重。他们发现外侧膝状体大细胞层神经元的丢失（38%）是小细胞层神经元丢失（10%）的 4 倍。Yücel 等（2000，2001，2003）研究了外侧膝状体神经元，用钙结合蛋白进行免疫标记计数。他们发现大细胞层和小细胞层的神经元丢失情况没有区别，与对照相比，有些细胞层的丢失率可达 20% 或更高。上述两个研究得出不同的结果，原因不甚清楚，显然他们的实验方法是互不相同的。Yücel 所用的免疫标记法可能会受细胞表达钙结合蛋白水平不同的影响，即使是活的细胞。Weber 的硫堇染色法可以识别所有的细胞，无论是否表达或递呈特异的抗原。有意思的是，在 Yücel 最近发表的论文中，如果把一个异常值去掉，在 7 只眼中有 6 只眼显示大细胞层（第一层）的细胞丢失明显多于小细胞层（第 4 和第 6 层）。这一异常值使得两层之间的差异变得没有显著性。

- 总之，在外侧膝状体，可能存在或不存在青光眼造成的各层细胞之间可检测到的反应差异。有多项研究表明存在选择性的大细胞易损性，也有其他研究不支持这一点。当应用不受细胞代谢活性变化影响的方法计数细胞时，有两项研究显示大细胞层的细胞丢失率高于小细胞层。

4．选择性细胞丢失的功能性后果

既然有初步的报道显示在青光眼的发展过程中，某些类型的 RGC 更早出现死亡，如果可能的话，利用这一解剖学事实为青光眼性损伤设计更好的检查方法就显得合乎逻辑。大细胞通路相关的功能如颞侧对比敏感度，暗视敏感度，倍频感觉以及图形诱发 ERG 等异常都提示青光眼的早期损伤。

然而，不能绝对地认为某一种检查依赖于某种解剖学基础。研究人员已经写了许多论文声明他们进行了人的“大细胞”或“小细胞”检查。正如 Johnson 和其他人所指出的那样，我们可以预见某些 RGC 会更早死亡，但是因为这些细胞处于各自网络中的冗余度差异，这些细胞的死亡可能比其他不敏感细胞的死亡更不容易检测到。此外，被设计用于检测某些“功能”的检查在敏感性、可重复性和其他特征方面各不相同。这些原因能解释为什么存在某些 RGC 细胞的选择性丢失，但是目前已有的心理物理学检查方法却无法区别，甚至无法检测到。

解剖学上的 RGC 选择性丢失能否转化为心理物理学检测方法，取决于特定类型 RGC 的丢失能被功能性检查检测出来的敏感性。解剖学和功能性检查转化之间的障碍包括：①一种类型 RGC 的解剖学丢失对待检测功能的影响程度；②待检测功能是否选择性地只检查某种 RGC 类型；③对于给定比例的人眼 RGC 丢失，待检测功能的下降能被检测出来的难易程度（即所谓的冗余度）；④被检眼的青光眼病程；⑤青光眼病人间选择性损伤的异质性。

（吴仁毅 译）

参考文献

Adams AJ, Rodic R, Husted R, Stamper R: Spectral sensitivity and color discrimination changes in glaucoma and glaucoma-suspect patients. Invest Ophthalmol Vis Sci 1982;23:515-524.

Ansari EA, Morgan JE, Snowden RJ: Glaucoma: squaring the psychophysics and neurobiology. Br J Ophthalmol 2002;86:823-826.

Ansari EA, Morgan JE, Snowden RJ: Psychophysical characterization of early functional loss in glaucoma and ocular hypertension. Br J Ophthalmol 2002;86:1131-1135.

Asai T, Katsumori N, Mizokami K: Retinal ganglion cell damage in human glaucoma. 2. Studies on damage pattern. Nippon Ganka Gakkai Zasshi 1987;91:1204-1213.

Bowd C, Zangwill LM, Berry CC, Blumenthal EZ, Vasile C, Sanchez-Galeana C, Bosworth CF, Sample PA, Weinreb RN: Detecting early glaucoma by assessment of retinal nerve fiber layer thickness and visual function. Invest Ophthalmol Vis Sci 2001;42:1993-2003.

Burgoyne CF, Quigley HA, Thompson HW, Vitale S, Varma R: Early changes in optic disc compliance and surface position in experimental glaucoma. Ophthalmology 1996;102:1800-1809.

Casagrande, Royal: Parallel visual pathways in a dynamic system. In: Kass, Collins (eds) The Primate Visual System, pp 1-27. Boca Rotan, FL: CRC Press 2003

Cello KE, Nelson-Quigg JM, Johnson CA: Frequency doubling technology perimetry for detection of glaucomatous visual field loss. Am J Ophthalmol 2000;129:314-322.

Chaturvedi N, Hedley-Whyte ET, Dreyer EB: Lateral geniculate nucleus in glaucoma. Am J Ophthalmol 1993;16:182-188.

Curcio CA, Allen KA: Topography of ganglion cells in human retina. J Comp Neurol 1990; 300(1):5-25.

Dandona L, Hendrickson A, Quigley HA: Selective effects of experimental glaucoma on axonal transport by retinal ganglion cells to the dorsal lateral geniculate nucleus. Invest Ophthalmol Vis Sci 1991;32:1593-1599.

De Monasterio FM, Gouras P et al: Trichromatic colour opponency in ganglion cells of the rhesus monkey retina. J Physiol 1975;251(1):197-216.

Drance SM: Doyne Memorial Lecture 1975: correlation of optic nerve and visual field defects in simple glaucoma. Trans Ophthalmol Soc UK 1975;95:288-296.

Frisen L: Acuity perimetry: estimation of neural channels. International Ophthalmol 1988;12:169-174.

Frisen L, Quigley HA: Visual acuity in optic atrophy: a quantitative clinicopathologic study. Graefe's Arch Clin Exp Ophthalmol 1984;222:71-74.

Frishman LJ, Shen FF, Du L, Robson JG, Harwerth RS, Smith EL, Carter-Dawson L, Crawford MLJ: The scotopic electroretinogram of macaque after retinal ganglion cell loss from experimental glaucoma. Invest Ophthalmol Vis Sci 1996;37:125-141.

Garway-Heath DF, Caprioli J, Fitzke FW, Hitchings RA: Scaling the hill of vision: the physiological relationship between light sensitivity and ganglion cell numbers. Invest Ophthalmol Vis Sci 2000;41:1774-1782.

Gegenfurtner KR: Cortical mechanisms of colour vision. Nat Rev Neurosci 2003;4(7):563-572.

Glovinsky Y, Quigley HA, Dunkelberger GR: Retinal ganglion cell loss is size dependent in experimental glaucoma. Invest Ophthalmol Vis Sci 1991;32:484-491.

Glovinsky Y, Quigley HA, Pease ME: Foveal ganglion cell loss is size dependent in experimental glaucoma. Invest Ophthalmol Vis Sci 1993;34:395-400.

Glovinsky Y, Quigley HA, Drum B, Bissett RA, Jampel HD: A whole-field scotopic retinal sensitivity test for the detection of early glaucoma damage. Arch Ophthalmol 1992;110:486-489.

Greaney MJ, Hoffman DC, Garway-Heath DF, Nakla M, Coleman AL, Caprioli J: Comparison of optic nerve imaging methods to distinguish normal eyes from those with glaucoma. Invest Ophthalmol Vis Sci 2002;43:140-145.

Hare W, Ton H, Woldemussie E, Ruiz G, Feldmann B, Wijono M: Electrophysiological and histological measures of retinal injury in chronic ocular hypertensive monkeys. Eur J Ophthalmol 1999;9(Suppl):S30-33.

Heijl A, Leske MC, Bengtsson B, Hyman L, Bengtsson B, Hussein M, Early Manifest Glaucoma Trial: Reduction of intraocular pressure and glaucoma progression: results from the Early Manifest Glaucoma Trial. Arch Ophthalmol 2002;120:1268-1279.

Harwerth RS, Carter-Dawson L, Shen F, Smith EL, Crawford MLJ: Ganglion cell losses underlying visual field defects from experimental glaucoma. Invest Ophthalmol Vis Sci 1999;40:2242-2250.

Harwerth RS, Crawford MLJ, Frishman LJ, Viswanathan S, Smith EL, Carter-Dawson L: Visual field defects and neural losses from experimental glaucoma. Prog Retinal Eye Res 2002; 21:91-125.

Harwerth RS, Crawford MLJ: The relation between perimetric and metabolic defects caused by experimental glaucoma. In: Wall M, Wild J (eds) Perimetry Update 2002/2003. The Hague: Kugler Publications (in press)

Harwerth RS, Smith EL, DeSantis L: Experimental glaucoma:perimetric field defects and intraocular pressure. J Glaucoma 1997;6:390-401.

Harwerth RS, Smith EL: The intrinsic noise of contrast sensitivity perimetry. In: Wall M, Wild J (eds) Perimetry Update 2000/2001, pp 59-68. The Hague: Kugler Publications 2001

Hoh ST, Greenfield DS, Mistlberger A, Liebman JM, Ishikawa H, Ritch R: Optical coherence tomography and scanning laser ploarimetry in normal, ocular hypertensive, and glaucomatous eyes. Am J Ophthalmol 2000;129:129-135.

Iester M, Altieri M, Vittone P, Calabria G, Zingirian M, Traverso CE: Detection of glaucomatous visual field defect by nonconventional perimetry. Am J Ophthalmol 2003;135:35-39.

Johnson CA: The Glenn A. Fry Award Lecture: early losses of visual function in glaucoma. Optomet Vis Sci 199572:359-370.

Johnson CA: Psychophysical measurement of glaucomatous damage. Surv Ophthalmol 2001; 45(Suppl 3):S313-S318.

Johnson MA, Drum B, Quigley HA, Sanchez RM, Dunkelberger GR: Pattern-evoked potentials and optic nerve fiber loss in monocular laser-induced glaucoma. Invest Ophthalmol Vis Sci 1989;30:897-907.

Johnson CA, Sample PA, Zangwill LM, Vasile CG, Cioffi GA, Lieberman JR, Weinreb RN: Structure and function evaluation (SAFE): II. Comparison of optic disk and visual field characteristics. Am J Ophthalmol 2003;135:148-154.

Johnson CA, Sample PA, Cioffi GA, Lieberman JR, Weinreb RN: Structure and function evaluation (SAFE): I. Criteria for glaucomatous visual field loss using standard automated perimetry (SAP) and short wavelength automated perimetry (SWAP). Am J Ophthalmol 2002;134:177-185.

Jonas JB, Grundler AE: Correlation between mean visual field loss and morphometric optic disk variables in the open-angle glaucoma. Am J Ophthalmol 1997;124:488-497.

Jonas JB, Muller-Bergh JA et al: Histomorphometry of the human optic nerve. Invest Ophthalmol Vis Sci 1990;31(4):736-744.

Jonas JB, Schmidt AM et al: Human optic nerve fiber count and optic disc size. Invest Ophthalmol Vis Sci 1992;33(6): 2012-2018.

Kada L, Lindblom B: Frequency doubling technology and high-pass resolution perimetry in glaucoma and ocular hypertension. Acta Ophthalmol Scand 2003;81:247-252.

Kaplan E, Shapley RM: The primate retina contains two types of ganglion cells, with high and low contrast sensitivity. Proc Nat Acad Sci US 1986;83(8):2755-2757.

Kerrigan-Baumrind LA, Quigley HA, Pease ME, Kerrigan DF, Mitchell RS: The number of ganglion cells in glaucoma eyes compared to threshold visual field tests in the same persons. Invest Ophthalmol Vis Sci 2000;41:741-748.

Kerrison JB, Buchanan K, Rosenberg ML, Clark R, Andreason K. Alfaro DV, Grossniklaus HE, Kerrigan-Baumrind LA, Kerrigan DF, Miller NR, Quigley HA: Quantification of optic nerve axon loss associated with a relative afferent pupillary defect in the monkey. Arch Ophthalmol 2001;119:1333-1341.

Kim CB, Tom BW et al: Effects of aging on the densities, numbers, and sizes of retinal ganglion cells in rhesus monkey. Neurobiol Aging 1996;17(3):431-438.

Lachenmayr BJ, Airaksinen PJ, Drance SM, Wijsman K: Correlation of retinal nerve-fiber-layer loss, changes at the optic nerve head and various psychophysical criteria in glaucoma. Graefe's Arch Clin Exp Ophthalmol 1991;229:133-138.

Levin PS, Newman SA, Quigley HA, Miller NR: A clinico-pathologic study of cranial mass lesions with quantification of remaining axons. Am J Ophthalmol 1983;95:295-306.

Levkovitch-Verbin H, Quigley HA, Martin KRG, Valenta D, Kerrigan-Baumrind, LA, Pease ME: Translimbal laser photocoagulation to the trabecular meshwork as a model of glaucoma in rats. Invest Ophthalmol Vis Sci 2002;43:402-410.

Lynch S, Johnson CA, Demirel S: Is early damage in glaucoma selective for a particular cell type or pathway? In: Wall M, Heijl A (eds) Perimetry Update 1996/1997, pp 253-261. Amsterdam: Kugler Publications 1997

Maddess T, Henry GH: Performance of nonlinear visual units in ocular hypertension and glaucoma. Clin Vis Sci 1992;7:371-383.

Martin L, Wanger P, Vancea L, Gothlin B: Concordance of high-pass perimetry and frequency-doubling technology perimetry results in glaucoma: no support for selective ganglion cell damage. J Glaucoma 2003;12:40-44.

Marx MS, Podos SM, Bodis-Wollner I, Lee PY, Wang RF, Severin C: Signs of early damage in glaucoma monkey eyes: low spatial frequency losses in the pattern ERG and VEP. Exp Eye Res 1988;46:173-84.

Matsumoto C, Shirato S, Haneda M, Yamashiro H, Saito M: Study of retinal nerve fiber layer thickness within normal hemivisual field in primary open-angle glaucoma and normal-tension glaucoma. Jpn J Ophthalmol 2003;47:22-27.

Mikelberg FS, Drance SM et al: The normal human optic nerve: axon count and axon diameter distribution. Ophthalmology 1989;96(9):1325-1328.

Morgan JE, Uchida H, Caprioli J:Retinal ganglion cell death in experimental glaucoma. Br J Ophthalmol 2000;84:303-30.

Morrison JC, Cork LC et al: Aging changes of the rhesus monkey optic nerve. Invest Ophthalmol Vis Sci 1990;31(8):1623-1627.

Nachmias J: On the psychometric function for contrast detection. Vision Res 1981;21:215-223.

Okada K, Watanabe W, Koike I, Tsumamoto Y, Mishima HK: Alternative method of evaluating visual field deterioration in very adavanced glaucomatous eye by microperimetry. Jpn J Ophthalmol 2003;47:178-181.

Perry VH, Oehler R et al: Retinal ganglion cells that project to the dorsal lateral geniculate nucleus in the macaque monkey. Neuroscience 1984;12(4):1101-1123.

Pirenne MH: Binocular and monocular thresholds for vision. Nature 1943;153:698-699.

Quigley HA: Examination of the retinal nerve fiber layer in the recognition of early glaucoma damage. Trans Am Ophthalmol Soc 1986;84:920-966.

Quigley HA, Addicks EM, Green WR: Optic nerve damage in human glaucoma. III. Quantitative correlation of nerve fiber loss and visual field defect in glaucoma, ischemic neuropathy, disc edema, and toxic neuropathy. Arch Ophthalmol 1982;100:135-146.

Quigley HA, Coleman AL, Dorman-Pease ME: Larger optic nerve heads have more nerve fibers in normal monkey eyes. Arch Ophthalmol 1991;109:1441-1443.

Quigley HA, Dunkelberger GR et al: Chronic human glaucoma causing selectively greater loss of large optic nerve fibers. Ophthalmology 1988;95(3):357-363.

Quigley HA, Dunkelberger GR, Baginski TA, Green WR: Chronic human glaucoma causing selectively greater loss of large optic nerve fibers. Ophthalmology 1988;95:357-363.

Quigley HA, Dunkelberger GR, Green WR: Retinal ganglion cell atrophy correlated with automated perimetry in human eyes with glaucoma. Am J Ophthalmol 1989;107:453-464.

Quigley HA, Hohman RM, Addicks EM, Massof RS, Green WR: Morphologic changes in the lamina cribrosa correlated with neural loss in open-angle glaucoma. Am J Ophthalmol 1983; 95:673-691.

Quigley HA, Hohman RM, Sanchez RM, Addicks EM: Optic nerve head blood flow in chronic experimental glaucoma. Arch Ophthalmol 1985;103:956-962.

Quigley HA, Pease ME: Change in the optic disc and nerve fiber layer measured with the Glaucoma-Scope in monkey eyes. J Glaucoma 1996;5:106-116.

Quigley HA, Sanchez RM, Dunkelberger GR, L'Hernault NL, Baginski TA: Chronic glaucoma selectively damages large optic nerve fibers. Invest Ophthalmol Vis Sci 1987;28(6):913-920.

Radius RL, Pederson JE: Laser-induced primate glaucoma. II. Histopathology. Arch Ophthalmol 1984;102:1693-1698.

Robson JG, Graham N: Probability summation and regional variation in contrast sensitivity across the visual field. Vision Res 1981;21:409-418.

Sample PA: What does functional testing tell us about optic nerve damage? Surv Ophthalmol 2001;45(Suppl 3):S319-S324.

Sample PA, Bosworth CF, Blumenthal EZ, Girkin C, Weinreb RN: Visual function-specific perimetry for indirect comparison of different cell populations in glaucoma. Invest Ophthalmol Vis Sci 2000;41:1783-1790.

Sample PA, Madrid ME, Weinreb RN: Evidence for a variety of functional defects in glaucoma-suspect eyes. J Glaucoma 1994;3(Suppl 1):S5-S18.

Sanchez-Galeana C, Bowd C, Blumenthal EZ, Gokhale PA, Zangwill LM, Weinreb RN: Using optical imaging summary data to detect glaucoma. Ophthalmology 2001;108:1812-1818.

Soliman MA, Van Den Berg TJ, Ismaeil AA, DeJong LA, De Smet MD: Retinal nerve layer analysis: relationship between optical coherence tomography and red-free photography. Am J Ophthalmol 2002;133:187-195.

Sommer A, Katz J, Quigley HA, Miller NR, Robin AL, Richter RC, Witt KA: Clinically detectable nerve fiber atrophy precedes the onset of glaucomatous field loss. Arch Ophthalmol 1991;109:77-83.

Stroux A, Korth M, Junemann A, Jonas JB, Horn F, Ziegler A, Martus P: A statistical model for the evaluation of sensory tests in glaucoma, depending on optic disc damage. Invest Ophthalmol Vis Sci 2003;44:2879-2884.

The AGIS Investigators: The advanced glaucoma intervention study (AIGS): 7. The relationship between control of intraocular pressure and visual field deterioration. Am J Ophthalmol 2002;130:429-440.

Tolhurst DJ, Movshon JA, Dean AM: The statistical reliability of signals in single neurons in cat and monkey visual cortex. Vision Res 1983;23:775-785.

Tyler CW: Specific deficits of flicker sensitivity in glaucoma and ocular hypertension. Invest Ophthalmol Vis Sci 1981;20:204-212.

Varma R, Quigley HA, Pease ME: Changes in optic disk characteristics and the number of nerve fibers in experimental glaucoma. Am J Ophthalmol 1992;114:554-559.

Vickers JC, Hof PR, Schumer RA, Wang RF, Podos SM, Morrison JH: Magnocellular and parvocellular visual pathways are both affected in a macaque monkey model of glaucoma. Aust NZ J Ophthalmol 1997;25:239-243.

Vickers JC, Schumer RA, Podos SM, Wang RF, Riederer BM, Morrison JH: Differential vulnerability of neurochemically identified subpopulations of retinal neurons in a monkey model of glaucoma. Brain Res 1995;680:23-35.

Weber AJ, Chen H, Hubbard WC, Kaufman PL: Experimental glaucoma and cell size, density, and number in the primate lateral geniculate nucleus. Invest Ophthalmol Vis Sci 2000;41:1370-1379.

Weber AJ, Kaufman PL, Hubbard WC: Morphology of single ganglion cells in the glaucomatous primate retina. Invest Ophthalmol Vis Sci 1998;39:2304-2320.

Yücel YH, Gupta N, Kalichman MW, Mizisin AP, Hare W, de Souza Lima M, Zangwill L, Weinreb RN: Relationship of optic disc topography to optic nerve fiber number in glaucoma. Arch Ophthalmol 1998;116:493-497.

Yücel YH, Zhang Q, Gupta N, Kaufman PL, Weinreb RN: Loss of neurons in magnocellular and parvocellular layers of the lateral geniculate nucleus in glaucoma. Arch Ophthalmol 2000;118:378-384.

Yücel YH, Zhang Q, Weinreb RN, Kaufman PL, Gupta N: Atrophy of relay neurons in magno- and parvocellular layers in the lateral geniculate nucleus in experimental glaucoma. Invest Ophthalmol Vis Sci 2001;42:3216-3222.

Yücel YH, Zhang Q, Weinreb RN, Kaufman PL, Gupta N: Effects of retinal ganglion cell loss on magno-, parvo-, koniocellular pathways in the lateral geniculate nucleus and visual cortex in glaucoma. Prog Ret Eye Res 2003;22:465-481.

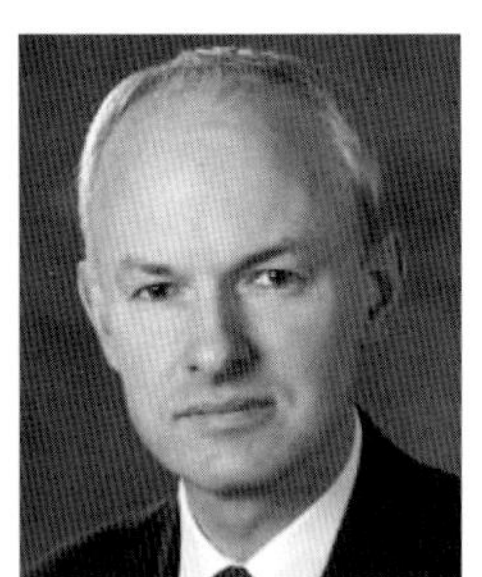

James E. Morgan

第5章　关于青光眼组织病理学的评论

James E. Morgan

Quigley医生报告中很大一部分是讨论细胞死亡之前的重塑或皱缩程度[1]。细胞皱缩和重塑的程度可能影响关于青光眼选择性细胞死亡的讨论，它本身也是很有意思的。首先，在实验性青光眼上Weber[2]和Shou[3]观察到视网膜神经节细胞的皱缩，这与其他神经元性疾病的模型一致，细胞在死亡之前会经历一段时间的病态和功能障碍。

外侧膝状体神经元的皱缩同样可见于眼外伤[4, 5]或实验性青光眼[6, 7]。这些结果进一步说明其他慢性神经退行性疾病[8~10]的病理生理机制可以帮助理解青光眼性视网膜神经节细胞的病理生理。事实上，如果发生青光眼时不出现视网膜神经节细胞皱缩，可以说这是神经元损伤的非典型反应。重要的是我们还没有确切的证据表明在人类青光眼中，细胞皱缩是普遍的现象，虽然有报道在疾病的晚期可以观察到神经元树突的改变[11]。

我们是否应该对在青光眼中细胞皱缩或细胞在死亡之前的重塑感兴趣呢？细胞结构和功能之间的紧密关系提示这应该是未来研究的一个重要方面。如果我们知道视网膜神经节细胞在死亡之前如何发生细胞结构和功能的改变，就有可能设计心理物理的检查方法来检测这种功能异常，而不是检测有无细胞的丢失。目前的视野检查就仅是针对后者。同样让人兴奋的是“生病”而无死亡倾向的细胞可以复原并正常工作。最近在神经科学的其他领域已经发现，增强神经营养支持能改善神经元功能[12]，调节其与生俱来的可塑性。现在我们知道其可塑性也存在于成人，而不仅仅存在于发育中的神经组织。目前已有研究正在评估神经营养因子（比如BDNF）在多种视神经损伤模型中拯救视网膜神经节的支持作用[13, 14]。

Quigley医生的评论突出了了解青光眼过程中视网膜神经节细胞的细胞学和生理学改变的重要性。对人类疾病中的这些改变我们知之甚少[15, 16]，因此需要将我们研究的重点集中在设计相关的实验去了解视网膜神经节细胞在死亡之前所发生的细节。

（吴仁毅 译）

参考文献

1. Morgan JE. Retinal ganglion cell shrinkage in glaucoma. J Glaucoma 2002;11(4):365-70.

2. Weber A, Kaufman P, Hubbard W. Morphology of single retinal ganglion cells in the glaucomatous primate retina. Invest Ophthalmol Vis Sci 1998;39(12):2304-20.
3. Shou T, Liu J, Wang W, et al. Differential dendritic shrinkage of alpha and beta retinal ganglion cells in cats with chronic glaucoma. Invest Ophthalmol Vis Sci 2003;44(7):3005-10.
4. Garey LJ, Fisken RA, Powell TP. Cellular changes in the lateral geniculate nucleus of the cat and monkey after section of the optic tract. J Anat 1976;121(1):15-27.
5. Headon MP, Sloper JJ, Hiorns RW, Powell TP. Shrinkage of cells in undeprived laminae of the monkey lateral geniculate nucleus following late closure of one eye. Brain Res 1981;229(1):187-92.
6. Weber AJ, Chen H, Hubbard WC, Kaufman PL. Experimental glaucoma and cell size, density, and number in the primate lateral geniculate nucleus. Invest Ophthalmol Vis Sci 2000;41(6):1370-9.
7. Yücel YH, Zhang Q, Weinreb RN, et al. Atrophy of relay neurons in magno- and parvocellular layers in the lateral geniculate nucleus in experimental glaucoma. Invest Ophthalmol Vis Sci 2001;42(13):3216-22.
8. Oyanagi K, Takeda S, Takahashi H, et al. A quantitative investigation of the substantia nigra in Huntington's disease. Ann Neurol 1989;26(1):13-9.
9. Kiernan JA, Hudson AJ. Changes in sizes of cortical and lower motor neurons in amyotrophic lateral sclerosis. Brain 1991;114 (Pt 2):843-53.
10. Hoogendijk WJ, Pool CW, Troost D, et al. Image analyser-assisted morphometry of the locus coeruleus in Alzheimer's disease, Parkinson's disease and amyotrophic lateral sclerosis. Brain 1995;118 (Pt 1):131-43.
11. Pavlidis M, Stupp T, Naskar R, et al. Retinal ganglion cells resistant to advanced glaucoma: a postmortem study of human retinas with the carbocyanine dye DiI. Invest Ophthalmol Vis Sci 2003;44(12):5196-205.
12. Hendriks WT, Ruitenberg MJ, Blits B, et al. Viral vector-mediated gene transfer of neurotrophins to promote regeneration of the injured spinal cord. Prog Brain Res 2004;146:451-76.
13. Chen H, Weber AJ. BDNF enhances retinal ganglion cell survival in cats with optic nerve damage. Invest Ophthalmol Vis Sci 2001;42(5):966-74.
14. Martin KR, Quigley HA, Zack DJ, et al. Gene therapy with brain-derived neurotrophic factor as a protection: retinal ganglion cells in a rat glaucoma model. Invest Ophthalmol Vis Sci 2003;44(10):4357-65.
15. Morgan J. Selective cell death in glaucoma: does it really occur? Br J Ophthalmol 1994;78:875-80.
16. Weinreb R, Lindsey J, Sample P. Lateral geniculate nucleus in glaucoma. Am J Ophthalmol 1995;116(2):182-8.

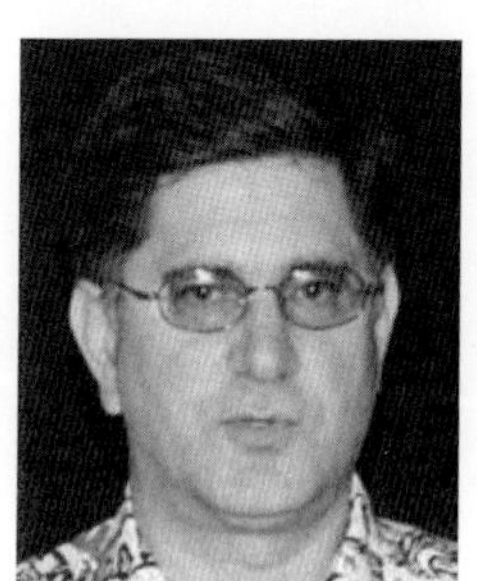

Yeni Yücel

第6章　青光眼损伤的组织病理学Ⅲ

Yeni Yücel

摘要

- 在能够检测到弥漫性结构损伤之前，至少有30%～40%的视网膜神经节细胞（RGC）已经丢失
- 在能够检测到功能损失之前，如用标准视野计，至少有25%～35%的RGC已经丢失。
- 在青光眼的早期，有证据显示大RGC细胞受损，导致细胞丢失和（或）皱缩。最近报道的比M RGC更大的RGC亚型也可能受损。
- 在正常的灵长类动物，RGC亚型以单细胞的形式对敏感的视觉刺激作出反应。然而，RGC亚型对刺激输入的丧失并不一定意味着在单细胞水平上的对偏好刺激感觉的丧失。
- 以特定的运动或色觉设备检测到的视野缺损最有可能反映了从视网膜到视皮质整个神经通路的功能障碍。

问题1a. 在我们能检测到结构损伤或功能缺损之前，有多少神经纤维/神经节细胞已经发生丢失？

在结构或功能变化之前能被检测到的视网膜神经节细胞（RGC）丢失的比例，取决于应用组织形态固定术来检测统计学上显著的RGC细胞丢失的能力。在人或灵长类动物尸体眼上，通过比较青光眼RGC和对照RGC的细胞数量来评估RGC的丢失率。对照组个体间的巨大差异可能是RGC丢失评估的一个限制因素。事实上，在正常人类视网膜和视神经中，RGC计数存在2倍或更高的变异率[1~5]。在正常的灵长类动物视网膜和视神经中，RGC计数的变异率为1.3倍[6~8]。

这一变异率的存在提示为了确定RGC丢失具有统计学显著性，需要检测到30%～40%的RGC丢失。这为我们探索青光眼早期RGC丢失与结构和功能改变的关系带来困难。

我们需要在方法学上取得进展以减少这种观察到的变异。检测青光眼中更少的RGC丢失的能力可以改进整体评估RGC丢失与结构和功能改变之间的关

系。此外，研究细胞形态学改变，比如细胞体和树突的皱缩，有助于阐明疾病早期RGC损伤和结构的改变[9~10]。

问题1b. 在我们能检测到结构损伤之前，哪种神经纤维/节细胞发生了丢失？

目前已确认视网膜神经节细胞主要分为parasol和midget细胞，分别投射与外侧膝状体的大（M）细胞层和小（P）细胞层[6]。也有研究报道了尘（K）细胞通路的小双纹理RGC与蓝-黄色觉有关[11]。然而最近的研究显示了前所不知的RGC类型的多样性[12]。Dacey等报道在灵长类动物至少有13种不同的RGC投射到外侧膝状体[12]。新发现的8种RGC类型均比相对应的视网膜离心度区内的大parasol RGC要大（图1）。当我们在RGC大小的基础上，讨论和解释哪种细胞类型受青光眼影响的时候，需要考虑上述这些内容。

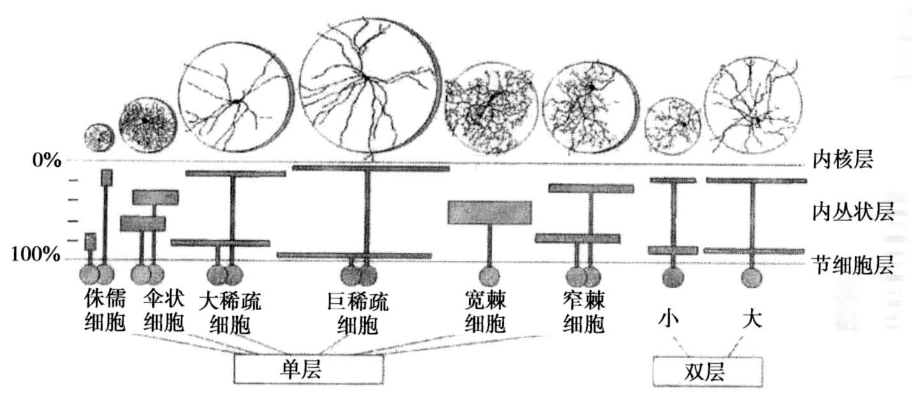

图1 图例比较13种RGC类型，显示平均树突野大小（上方的圆圈）以及树突分支在内丛状层中的深度。最近发现的所有8种RGC类型都不以前报告的d midget，parasol和小双纹理RGC要大。（内核层（inl），内丛状层（ipl），节细胞层（gcl））。（Dacey DM等（eds）Neuron，37，Fireworks in the primate retina：*in vitro* photodynamics reveals diverse LGN-projecting ganglion cell types）

在人和灵长类动物尸体眼中，研究了青光眼中存活的RGC的形态学特征，并和对照相比较，以确定青光眼中RGC丢失的类型。

早期的研究将青光眼中存活的RGC和视神经纤维的大小与对照组进行了比较。在灵长类动物视网膜的研究显示直至40%的RGC丢失时，大细胞的数量显著减少（Glovinsky等[13]中的图5）。视神经的研究显示在至少50%神经纤维丢失的情况下，直径大于0.44μm的神经纤维数量明显减少（图4 Quigley等[14]）。

在人类，虽然缺乏视网膜的研究视神经的研究显示直径大于 0.95μm 的神经纤维数量明显减少[2]。基于目前所知，可以解释为大 RGC 的选择性丢失。

最近的研究显示存活的大 parasol RGC 和小 midget RGC 均发生了明显的皱缩[10]。此外，大 parasol RGC 发生的皱缩比小 midget RGC 要明显得多[9]。由此，在此前研究中观察到的 RGC 数量的建设可能是细胞皱缩的结果，而不是选择性的丢失[13]。目前已知的 RGC 类型有 13 种，许多种被认为是“大”神经元[12]。其中 8 种 GC 类型比大细胞通路中的 Parasol RGC 大。需要有进一步的研究阐明 RGC 细胞在青光眼的早期受到影响，以及青光眼损伤是选择性的还是弥漫性的。

问题 2：在我们能够检测到功能损伤之前，多少以及哪些类型的神经纤维 / 节细胞已经丢失了？

在 RGC 丢失的超过 50% 的灵长类动物青光眼中，功能损伤表现为视野敏感度的下降，且随着 RGC 丢失的增加而增加。在 RGC 丢失少于 50% 的个体，经常可以观察到视野敏感度降低 6～8dB（Harwerth 等[15]，图 3）。在人眼，视野缺损与至少 25%～35% 的 RGC 丢失相关[16]。对于在可以检测到功能缺损之前何种特定节细胞类型发生丢失，目前尚不得而知。

问题 3：不同类型的功能损伤是否由于不同的（视网膜神经节）细胞损伤所致？

我们对 RGC 细胞类型功能的知识是基于单细胞记录研究得到的。在正常灵长类动物中，单细胞活性的测定显示不同 RGC 类型偏好的视觉刺激[17, 18]。然而，有证据显示整个 RGC 细胞群丧失刺激输入并不会导致在单细胞水平上对偏好刺激的感觉丧失[19]。例如，灵长类动物单个 M 型 RGC 比 P 型 RGC 的对比敏感度要高[20]。但是清除外侧膝状体的 M 型细胞层并不导致对比敏感度出现可识别的损害，而清除 P 型细胞层则会导致明显的对比敏感度下降[21, 22]。这些结果表明对比感知并不与 M 型和 P 型细胞的各自相对敏感度相关，而是可能反映了许多 P 型 RGC 的综合信号[23, 24]。

奇怪的是，清除外侧膝状体 M 细胞并不影响运动感觉，包括对方向和速度的辨别[21]。M 型细胞通路的损伤可能会破坏运动感觉的刺激[23, 25]，而 P 型细胞通路损伤明显能导致色觉的完全丧失[22, 23]。

此外，最近的实验证据表明除了初级视皮质，不同的神经元细胞群之间存在持续的交互作用[19, 26]。因此，用特定的运动或色觉设备检测到的视野缺损最有可能反映了从视网膜到纹状体外皮层整个神经通路的功能障碍，而不仅仅是某些特定的RGC类型。

（吴仁毅 译）

参考文献

1. Curcio CA, Allen KA: Topography of ganglion cells in human retina. J Comp Neurol 1990 1990;300:5-25.
2. Quigley HA et al: Chronic human glaucoma causing selectively greater loss of large optic nerve fibers. Ophthalmology 1988;95:357-363.
3. Mikelberg FS et al: The normal human optic nerve: axon count and axon diameter distribution. Ophthalmology 1989;96:1325-1328.
4. Jonas JB, Muller-Bergh JA et al: (1990). Histomorphometry of the human optic nerve. Invest Ophthalmol Vis Sci 1990;31:736-744.
5. Jonas JB, Schmidt AM et al: Human optic nerve fiber count and optic disc size. Invest Ophthalmol Vis Sci 1992;33:2012-2018.
6. Perry VH et al: Retinal ganglion cells that project to the dorsal lateral geniculate nucleus in the macaque monkey. Neuroscience 1984;12:1101-1123.
7. Kim CB et al. Effects of aging on the densities, numbers, and sizes of retinal ganglion cells in rhesus monkey. Neurobiol Aging 1996;17:431-438.
8. Morrison JC et al: Aging changes of the rhesus monkey optic nerve. Invest Ophthalmol Vis Sci 1990;31:1623-1627.
9. Weber AJ et al: Morphology of single ganglion cells in the glaucomatous primate retina. Invest Ophthalmol Vis Sci 1998;39:2304-2320.
10. Morgan J E et al: Retinal ganglion cell death in experimental glaucoma. Br J Ophthalmol 2000;84:303-310.
11. Dacey DM, Lee BB: The 'blue-on' opponent pathway in primate retina originates from a distinct bistratified ganglion cell type. Nature 1994;367:731-735.
12. Dacey DM et al: Fireworks in the primate retina: in vitro photodynamics reveals diverse LGN-projecting ganglion cell types. Neuron 2003;37:15-27.
13. Glovinsky Y et al: Retinal ganglion cell loss is size dependent in experimental glaucoma. Invest Ophthalmol Vis Sci 1991;32:484-491.
14. Quigley HA et al: Chronic glaucoma selectively damages large optic nerve fibers. Invest Ophthalmol Vis Sci 1987;28:913-920.
15. Harwerth RS et al: Visual field defects and neural losses from experimental glaucoma. Prog Retinal Eye Res 2002;21:91-125.
16. Kerrigan-Baumrind LA et al: Number of ganglion cells in glaucoma eyes compared with threshold visual field tests in the same persons. Invest Ophthalmol Vis Sci 2000;41:741-748.
17. De Monasterio FM et al: Trichromatic colour opponency in ganglion cells of the rhesus monkey retina. J Physiol 1975;251:197-216.
18. Kaplan E, Shapley RM: The primate retina contains two types of ganglion cells, with high and low contrast sensitivity. Proc Nat Acad Sci US 1986;83:2755-2757.
19. Casagrande VA, Royal DW: Parallel visual pathways in a dynamic system. In: Kass JH, Collins CE (eds) The Primate Visual System, pp 1-27. Boca Raton, FL: CRC Press 2003
20. Casagrande VA, Norton TT: The lateral geniculate nucleus: a review of its physiology and function. In: Leventhal AG (ed) The Neural Basis of Visual Function, pp 41-84, Vol 4 of Cronley-Dillon JR (ed) Vision and Visual Dysfunction. London: Macmillan Press, London 1991

21. Merigan WH et al: Does primate motion perception depend on the magnocellular pathway? J Neurosci 1991;11:3422-3429.
22. Merigan WH et al: The effects of parvocellular lateral geniculate lesions on the acuity and contrast sensitivity of macaque monkeys. J Neurosci 1991;11:994-1101.
23. Schiller PH et al: Color-opponent and broad-band channels in vision. Vis Neurosci 1990;5:321-346.
24. Merigan WH, Maunsell JHR: Macaque vision after magnocellular lateral geniculate lesions. Vis Neurosci 1990;5:347-352.
25. Schiller P H et al: Functions of colour opponent and broad-band channels of the visual system. Nature 1990;343:68-70.
26. Gegenfurtner KR, Kiper DC: Color vision. Ann Rev Neurosci 2003;26:181-206.

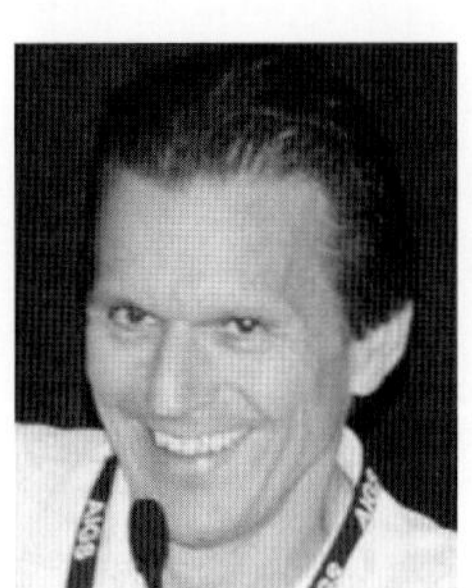

Joseph Caprioli

第7章 视乳头照相

Joseph Caprioli，Jost Jonas，Christiana Vasile

摘要

- 立体照片由成对的照片组成，成对的照片是同时或序贯拍摄而得，两者存在空间差异以显示视网膜图像视差。
- 一些研究报告认为，就视乳头立体信息和视乳头评估的可重复性而言，同时立体摄影优于序贯立体摄影。
- 既往研究发现，经验丰富的临床医师对视乳头立体照片的定性评估在青光眼的诊断准确性方面优于目前已有的其他任何视乳头评估方法。
- 视乳头照相所记录的视乳头结构变化可能早于青光眼性视野异常。
- 在高眼压治疗研究（Ocular Hypertension Treatment Study）中，仅仅依据视乳头照相所观察到的视乳头结构变化，55%的患者达到研究终点（原发性开角型青光眼）。
- 随着时间推移，对于视乳头结构变化的解释存在很大差异，即便是青光眼专家也是如此；观察者内一致性的κ值范围0.50～0.96，观察者间一致性的κ值范围0.55～0.81。
- 在遵循严格的方案来获取照相的同时采用标准化的方法对视乳头照片进行评估，可以增加观察者对视乳头及视神经纤维层评估的一致性，也可以增加合理比较的可能性以检测视乳头随时间的改变。

视乳头评估是早期发现青光眼患者的一个重要工具。尽管成像设备复杂，视乳头立体照相还是被广泛应用于临床实践中，在判断视乳头的改变方面很有价值。美国眼科学会和欧洲青光眼学会出版的青光眼指南中，强烈建议使用视乳头照相来诊断和监测青光眼。

方法

立体照片由成对的照片组成，成对的照片是同时或序贯拍摄而得，两者存在空间差异以显示视网膜图像视差。这一视差可以显示视杯的深度和视乳头的轮廓。一个标准的眼底照相机可以通过改变相机自身的位置，或者使用艾伦立体分离装置从两个不同角度来获得序贯的立体照片。用这种方法拍摄的照片不能用来深度的定量测量。同时立体照相机使用分光棱镜来获取视乳头照片，目前的相机将两幅照片放在同一帧图像上，使得放大率低于序贯立体照片。

尽管上述两种立体照相技术均可提供很好的横断面照片组，序贯立体照相技术在比较图片随时间改变方面稍逊一筹，因为它需要手动改变相机位置以获得图像视差。一些研究报告认为，以视乳头立体信息和视乳头评估的可重复性而言，同时立体摄影优于序贯立体摄影。分析立体视乳头照片需要一副立体镜，一个光盒，以及对照片进行至少20度的放大。

立体照相的优点包括：永久记录视乳头状态，对视乳头进行系列评估时尤为有用；不需要患者配合；不会造成患者长时间的不适感；可以对视乳头和视乳头周围区域进行更详细的评估。它的局限性包括：需要清晰的屈光介质，需要散瞳，需要有经验的技术人员和特殊的设备，系列照片立体分离角度不一致，聚焦平面不一致主观性以及相应的延后性。

如今，相对较少的患者（<5%）的瞳孔无法散大超过3毫米（对拍摄立体照片来说仍然太小）。序贯立体照相技术的操作可以标准化使得左右立体照片可刚好在瞳孔阴影内拍摄（参见Caprioli AOS理论）。这样会减少视差，最大限度的提高立体效果，并使系列比较更有意义。

照片分析的观察者内一致性和观察者间一致性

很少有研究观察不同观察者对照片进行盲法评估的一致性。在应用立体眼底照相分析视乳头参数及筛查青光眼患者时，观察者内可重复性（κ=0.69～0.96）高于观察者间可重复性（κ=0.20～0.84）。在一般情况下，当应用标准的方法时，观察者间可重复性比较高。对于视乳头结构变化的解释存在很大差异，即便是青光眼专家也是如此；观察者内一致性的κ值范围0.50～0.96，观察者间一致性的κ值范围0.55～0.81。在欧洲青光眼预防研究（EGPS）中，观察者间一致性为0.45～0.75，观察者内一致性为0.79～1.00。图像参数的改变，例如聚焦、立体视、图像质量、放大率，以及照相机的类型，均会影响进展分析的可重复性。是否有青光眼进展的清晰定义以及观察者的经验也会影响分析结果。

应用视乳头照片诊断的敏感性和特异性

当前的文献提示视乳头结构改变早于青光眼性视野缺损。既往研究发现，经验丰富的临床医师对视乳头立体照片的定性评估在青光眼的诊断准确性方面优于目前已有的其他任何视乳头评估方法。视乳头彩色立体照片的定性分析包含了视乳头的很多特征，包括杯 / 盘比、盘沿厚度、视乳头轮廓和颜色、血管位置、有无视乳头出血以及视乳头旁脉络膜萎缩弧等。

一般而言，应用视乳头照相诊断早期和中期青光眼（已发生早期视野缺损）的敏感性较好，在检测早期到中期的青光眼进展方面也是如此。但当视野缺损更为严重时，用视乳头照相检测进展就不如视野检查令人满意。

应用视乳头照相监测青光眼进展

应用视乳头及视网膜神经纤维层（RNFL）照相研究发现，视杯增大或盘沿变薄，盘沿出现切迹或片状出血，以及 RNFL 变薄，这些改变均早于青光眼性视野损害（无色差的视野计检查）。Tuulonen 和 Airaksinen 研究发现，转变为青光眼（定义为出现青光眼性视野缺损）的 23 例高眼压症中，有 20 例表现出 RNFL 缺损和视乳头损伤。应用视乳头照相观察随时间推移出现进展性盘沿丢失的比率在高眼压症患者中估计为 1.7%～2.8%，在青光眼患者中为 2.1%～3.5%。

对视乳头表现和视功能检查之间关系的研究发现，无论横断面研究还是纵向研究均证实视乳头立体照相可发现视乳头和 RNFL 的进展性损伤。这些研究表明，视功能的定性改变在视乳头照相上有可预测的定性类似视乳头改变。在高眼压治疗研究（Ocular Hypertension Treatment Study）中，仅仅依据视乳头照相所观察到的视乳头结构变化，55% 的患者达到研究终点（原发性开角型青光眼）。

闪烁法

一项研究报道使用闪烁法（立体计时镜，stereochronoscopy），对单眼彩色视乳头照片进行纵向评估（HeiJL & Bengsto，Diagnosis of early glaucoma with flicker comparisons of serial photographs. IOVS 1989；30：2376-2394）。用闪烁法观察到的变化通常用常规方法也可以观察到。在这项研究中（进行 EMGT 研究的同一个研究小组），应用闪烁法可以敏感地发现视乳头改变。在 EMGT 研究，6 年随访 255 例病人中仅有 7% 出现视乳头的进展性改变（而视野进展的患者比例为 53%）。如果在随访中以固定的角度拍摄眼底照片，闪烁法是检测视乳头进展的敏感方法。为了确保拍摄时的固定角度，一项设备已经被设计应用于眼底相机上。如果没有固定角度拍摄的眼底照片，视差导致的改变会被误认为视乳头改变。出于类似的原因，立体计时镜技术早就被弃用了。

青光眼试验中视乳头立体照相的应用

由美国 NEI 资助的两项研究（OHTS 和 EMGT）以及由 Allergan 公司资助的

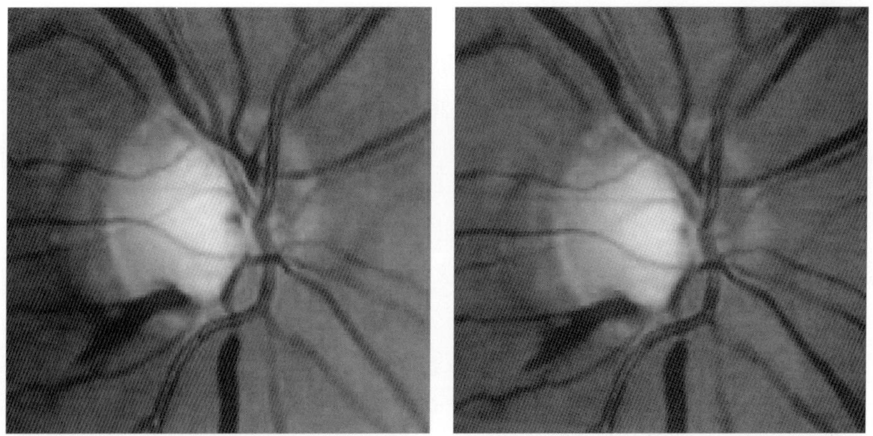

图1 一例68岁POAG患者的成对视乳头立体照片。盘沿出血是病程进展的重要危险因素之一

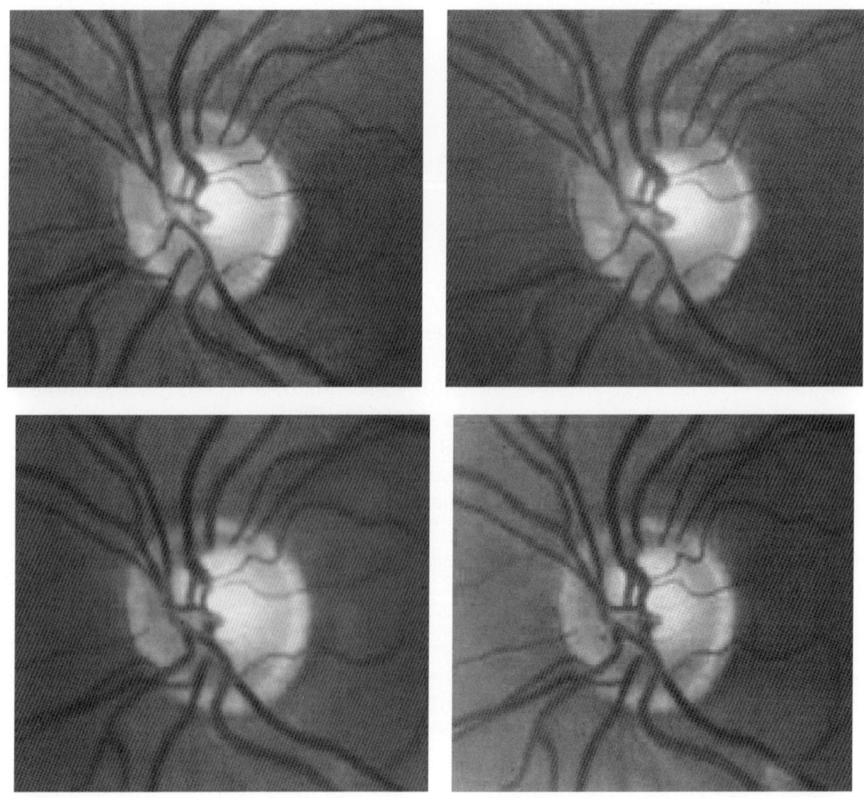

图2 上图，一例68岁正常眼压性青光眼患者的基线成对视乳头立体照相。下图，该患者随访2年后同一眼的眼底视乳头立体照相。注意1点钟位置从基线到随访的盘沿缺损，提示进展性青光眼损伤

美金刚药物研究中，均使用了视乳头立体照相的定性分析作为结果指标，显示了视乳头照片作为诊断和监测青光眼的有效工具。

结论

用立体视乳头照相来评估视乳头和神经纤维层缺损（RNFL）是目前诊断和监测早期到中期青光眼的“金标准”。尽管较为主观，且依赖于一个有经验的观察者，这种方法提供了在同一研究过程中和不同研究之间具有很好的可重复性的定性横断面信息。此外，研究已证实视乳头立体照相得出的信息与视野检查结果相一致，并且可以预测视野损害。在遵循严格的方案来获取照片的同时采用标准化的方法对视乳头照片进行评估，可以增加观察者对视乳头及视神经纤维层评估的一致性，也可以增加合理比较的可能性以检测视乳头随时间的改变。

（王凯军 译）

参考文献

Abrams LS, Scott IU, Spaeth GL, Quigley HA, Varma R: Agreement among optometrists, ophthalmologists, and residents in evaluating the optic disc for glaucoma. Ophthalmology 1994;101:1662-1667.

Airaksinen PJ, Drance SM, Douglas GR, Schulzer M, Wijsman K: Visual field and retinal nerve fiber layer comparisons in glaucoma. Arch Ophthalmol 1985;103:205-207.

Airaksinen PJ, Mustonen E, Alanko HI: Optic disc haemorrhages precede retinal nerve fibre layer defects in ocular hypertension. Acta Ophthalmol (Kbh) 1981;59:627-641.

Airaksinen PJ, Tuulonen A, Alanko HI: Rate and pattern of neuroretinal rim area decrease in ocular hypertension and glaucoma. Arch Ophthalmol 1992;110:206-210.

Azuara-Blanco A, Katz LJ, Spaeth GL, Nicholl J, Lanzl IM: Detection of changes of the optic disc in glaucomatous eyes: clinical examination and image analysis with the Topcon Imagenet system. Acta Ophthalmol Scand 2000;78:647-650.

Burgoyne CF, Quigley HA, Varma R: Comparison of clinician judgment with digitized image analysis in the detection of induced optic disk change in monkey eyes. Am J Ophthalmol 1995;120:176-183.

Caprioli J: Clinical evaluation of the optic nerve in glaucoma. Trans Am Ophthalmol Soc 1994;92:589-641.2.

Caprioli J, Prum B, Zeyen T: Comparison of methods to evaluate the optic nerve head and nerve fiber layer for glaucomatous change. Am J Ophthalmol 1996;121:659-667.

Coleman AL, Sommer A, Enger C, Knopf HL, Stamper RL, Minckler DS: Interobserver and intraobserver variability in the detection of glaucomatous progression of the optic disc. J Glaucoma 1996;5:384-389.

Feuer WJ, Parrish RK, 2nd, Schiffman JC, Anderson DR, Budenz DL, Wells MC, Hess DJ, Kass MA, Gordon MO: The Ocular Hypertension Treatment Study: reproducibility of cup/disk ratio measurements over time at an optic disc reading center. Am J Ophthalmol 2002;133:19-28.

Greaney MJ, Hoffman DC, Garway-Heath DF, Nakla M, Coleman AL, Caprioli J: Comparison of optic nerve imaging methods to distinguish normal eyes from those with glaucoma. Invest Ophthalmol Vis Sci 2002;43:140-145.

Harper R, Reeves B, Smith G: Observer variability in optic disc assessment: implications for glaucoma shared care. Ophthalmic Physiol Opt 2000;20:265-273.

Heijl A, Molder H: Optic disc diameter influences the ability to detect glaucomatous disc damage. Acta Ophthalmol (Kbh) 1993;71:122-129.

Hitchings RA, Genio C, Anderton S, Clark P: An optic disc grid: its evaluation in reproducibility studies on the cup/disc ratio. Br J Ophthalmol 1983;67:356-361.

Johnson CA, Sample Ph DP, Zangwill LM, Vasile CG, Cioffi GA, Liebmann JR, Weinreb RN: Structure and function evaluation (SAFE): II. Comparison of optic disk and visual field characteristics. Am J Ophthalmol 2003;135:148-154.

Jonas JB, Grundler AE: Correlation between mean visual field loss and morphometric optic disk variables in the open-angle glaucomas. Am J Ophthalmol 1997;124:488-497.

Kass MA, Heuer DK, Higginbotham EJ, Johnson CA, Keltner JL, Miller JP, Parrish RK II, Wilson MR, Gordon MO: The Ocular Hypertension Treatment Study: a randomized trial determines that topical ocular hypotensive medication delays or prevents the onset of primary open-angle glaucoma. Arch Ophthalmol 2003;120:701-713; discussion 829-730.

Klein BE, Magli YL, Richie KA, Moss SE, Meuer SM, Klein R: Quantitation of optic disc cupping. Ophthalmology 1985;92:1654-1656.

Klein BE, Moss SE, Magli YL, Klein R, Johnson JC, Roth H: Optic disc cupping as clinically estimated from photographs. Ophthalmology 1987;94:1481-1483.

Krohn MA, Keltner JL, Johnson CA: Comparison of photographic techniques and films used in stereophotogrammetry of the optic disk. Am J Ophthalmol 1979;88:859-863.

Landis JR, Koch GG: The measurement of observer agreement for categorical data. Biometrics 1977;33:159-174.

Lichter PR: Variability of expert observers in evaluating the optic disc. Trans Am Ophthalmol Soc 1977;74:532-572.

O'Connor DJ, Zeyen T, Caprioli J: Comparisons of methods to detect glaucomatous optic nerve damage. Ophthalmology 1993;100:1498-1503.

Odberg T, Riise D: Early diagnosis of glaucoma. The value of successive stereophotography of the optic disc. Acta Ophthalmol (Kbh) 1985;63:257-263.

Pederson JE, Anderson DR: The mode of progressive disc cupping in ocular hypertension and glaucoma. Arch Ophthalmol 1980;98:490-495.

Quigley HA, Katz J, Derick RJ, Gilbert D, Sommer A: An evaluation of optic disc and nerve fiber layer examinations in monitoring progression of early glaucoma damage. Ophthalmology 1992;99:19-28.

Rosenthal AR, Kottler MS, Donaldson DD, Falconer DG: Comparative reproducibility of the digital photogrammetric procedure utilizing three methods of stereophotography. Invest Ophthalmol Vis Sci 1977;16:54-60.

Saheb NE, Drance SM, Nelson A: The use of photogrammetry in evaluating the cup of the optic nerve head for a study in chronic simple glaucoma. Can J Ophthalmol 1972;7:466-471.

Schultz RO, Radius RL, Hartz AJ et al: Screening for glaucoma with stereo disc photography. J Glaucoma 1995;4:177-182.

Shuttleworth GN, Khong CH, Diamond JP: A new digital optic disc stereo camera: intraobserver and interobserver repeatability of optic disc measurements. Br J Ophthalmol 2000;84:403-407.

Siegner SW, Netland PA: Optic disc hemorrhages and progression of glaucoma. Ophthalmology 1996;103:1014-1024.

Sommer A, Katz J, Quigley HA, Miller NR, Robin AL, Richter RC, Witt KA: Clinically detectable nerve fiber atrophy precedes the onset of glaucomatous field loss. Arch Ophthalmol 1991;109:77-83.

Tezel G, Kolker AE, Kass MA, Wax MB, Gordon M, Siegmund KD: Parapapillary chorioretinal atrophy in patients with ocular hypertension. I. An evaluation as a predictive factor for the development of glaucomatous damage. Arch Ophthalmol 1997;115:1503-1508.

Tielsch JM, Katz J, Quigley HA, Miller NR, Sommer A: Intraobserver and interobserver agreement in measurement of optic disc characteristics. Ophthalmology 1988;95:350-356.

Tuulonen A, Airaksinen PJ: Initial glaucomatous optic disk and retinal nerve fiber layer abnormalities and their progression. Am J Ophthalmol 1991;111:485-490.

Tuulonen A, Airaksinen PJ, Erola E, Forsman E, Friberg K, Kaila M, Klemetti A, Makela M, Oskala P, Puska P, Suoranta L, Teir H, Uusitalo H, Vainio-Jylha E, Vuori ML: The Finnish evidence-based guideline for open-angle glaucoma. Acta Ophthalmol Scand 2003;81:3-18.

Uchida H, Brigatti L, Caprioli J: Detection of structural damage from glaucoma with confocal laser image analysis. Invest Ophthalmol Vis Sci 1996;37:2393-2401.

Varma R, Spaeth GL, Steinmann WC, Katz LJ: Agreement between clinicians and an image analyzer in estimating cup-to-disc ratios. Arch Ophthalmol 1989;107:526-529.

Varma R, Steinmann WC, Scott IU: Expert agreement in evaluating the optic disc for glaucoma. Ophthalmology 1992;99:215-221.

Weinreb RN, Nelson MR, Goldbaum MH, Brown SI, Katz B: Digital image analysis of optic disc topography. In: Blodi F, Brancato R, Cristini G (eds) Acta XXV Concilium Ophthalmologicum, pp 216-221. Amsterdam/Berkeley: Kugler Publications 1988

Wollstein G, Garway-Heath DF, Fontana L, Hitchings RA: Identifying early glaucomatous changes. Comparison between expert clinical assessment of optic disc photographs and confocal scanning ophthalmoscopy. Ophthalmology 2000;107:2272-2277.

Yamada N, Emond MJ, Mills RP, Leen MM, Chen PP, Stanford DC: Detection of optic disc changes with Glaucoma-Scope probability maps. J Glaucoma 1998;7:378-387.

Zangwill LM, Bowd C, Berry CC, Williams J, Blumenthal EZ, Sanchez-Galeana CA, Vasile C, Weinreb RN: Discriminating between normal and glaucomatous eyes using the Heidelberg Retina Tomograph, GDx Nerve Fiber Analyzer, and Optical Coherence Tomograph. Arch Ophthalmol 2001;119:985-993.

Zangwill L, Shakiba S, Caprioli J, Weinreb RN: Agreement between clinicians and a confocal scanning laser ophthalmoscope in estimating cup/disk ratios. Am J Ophthalmol 1995;119:415-421.

Zeyen TG, Caprioli J: Progression of disc and field damage in early glaucoma. Arch Ophthalmol 1993;111:62-65.

Zeyen T, Miglior S, Pfeiffer N, Cunha-Vaz J, Adamsons I: Reproducibility of evaluation of optic disc change for glaucoma with stereo optic disc photographs. Ophthalmology 2003; 110:340-344.

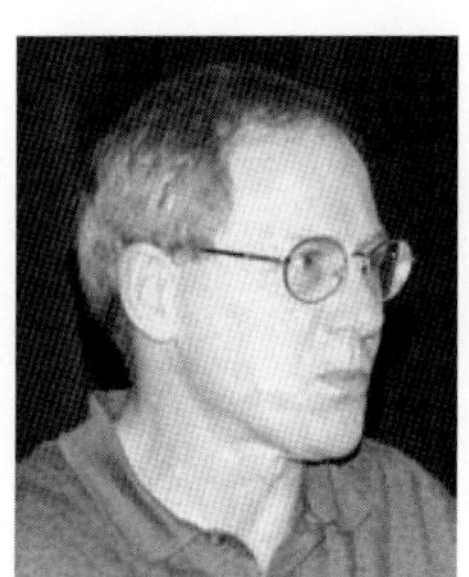

Harry Quigley

第8章　视网膜神经纤维层(RNFL)照相

Harry Quigley，Antoinette Niessen，Anja Tuulonen，Juhani Airaksinen

摘要

- 采用一些具有很好重复性的方法，可以对视网膜神经纤维层（RNFL）进行临床检查和图像检查。
- 这种方法可以在视野损伤前检测出 RGC 轴突丢失，在纵向队列研究中已证实该方法是为数不多的几种可以预测青光眼进展的方法之一。
- 用图像检查 RNFL 并不像激光成像系统那样方便，它要求技术员具有较高的水平，医生—分级员需要足够的学校。

如何工作?

绿光经 RNFL 反射，被黑色素吸收后在高分辨率眼底照相机的黑白胶片上清晰记录。Hoyt 首次采用这种方法后引起了眼科界的关注[1]。检测到的变化仅仅来源于 RNFL 层，视网膜外层厚度的变化并不能检测到。

可重复性如何?

弥漫性缺损的变异系数为 0.22，局部缺损的变异系数为 0.11（观察者内）[2]。观察者间的加权 κ 值高达 0.818。采用 Niessen 系统，观察者内和观察者间的可靠性大于等于 0.9[3, 4]。采用 Quigley 的系统，观察者内的可重复性为 0.6～0.8（未加权 κ 值），观察者间的可重复性为 0.4～0.731。

可以被检测到的最小损伤是多少?

在猴子模型中，可以检测到经计算仅有 12 500 根轴突损伤（正常的 1%）的局部损失[5]。与 HRT 进行比较，可见的 NFL 缺失厚度约 21～47μm。这证实了人眼中观察的结果与猴子模型中的结果的敏感性相类似[6]。

检测早期/中期/晚期损伤的敏感性和特异性分别是多少?

Airaksinen:[2] 检测 OH 的敏感性 = 56%;检测 OAG 的敏感性 = 94%,特异性 = 83%。Quigley:[7] 检测 OH 的敏感性 = 13%;检测 OAG 患者另一眼的敏感性 =28%,检测轻度视野丢失的敏感性 =60%,检测中度视野丢失的敏感性 =100%;特异性 =97%(2/67)。O' Connor:[8] 区分正常眼,OH 和 OAG 的准确性 =75%。Wang:[9] 通过一家眼科中心的筛查发现,对任何 OAG 的敏感性为 64%,特异性 84%(包括引起 RNFL 异常的非 OAG 疾病)。Paczka:[10] 对轻中度青光眼的敏感性 =95%,特异性 =82%。

检测病程进展的敏感性和特异性如何?

Sommer 等 [11] 报道 14 例青光眼患者在出现视野缺损前 1.5 年 100% 检测出 NFL 改变(采用老的彩色照片)。根据 Airaksinen[12] 的报道,25 例视乳头出血的患者,NFL 异常改变出现在 8 例患者的视野缺损前 1～2 年。

Sommer 等 [13] 进一步报道,88% 的患者在出现 Goldmann 视野缺损时可分级的视乳头照相都有不同程度的异常,60% 的患者在视野改变之前 6 年就出现异常。Quigley 等 [14] 在一项病例 / 对照研究中发现,37 例患者仍然是稳定的高眼压症,而另外 37 例患者从 OH 转变为 OAG(转变者)。转变者中 19% 具有视乳头改变,50% 具有 NFL 改变。基线时视乳头和 NFL 图像对于未来出现视野缺损的预测能力相似。在这些数据的危险因素分析中,Quigley 等 [15] 发现 NFL 预测视野缺损的相对危险度为 3.7(中度缺损)到 8(重度缺损),而杯 / 盘比的相对危险度仅为 1.5。

在一项回顾性研究中,Caprioli 等 [16] 发现,12 例出现视野改变的患者中,视乳头和 NFL 都是预测指标,且两者的预测能力没有统计学差异(在数字上视乳头略优)。

Kraus 等 [17] 研究 7 例出现视野缺损的患者,6 例在视野改变之前就出现 NFL 丢失(1/16 出现视野改变的患者初始状态下 NFL 正常,6/12 患者初始状态下就有 NFL 丢失)。

已有哪些研究?与其他检查方法相比如何?

有研究者认为在部分患者中可能在视乳头出血之后会有其他事件发生 [12, 18]。另有研究认为有比杯 / 盘比值在预测青光眼损害方面更好的指标 [5, 13~15, 18, 19],或者视乳头和 NFL 具有相似的预测能力[8,16]。有一些检查方法与自动视野检查相关，包括短波长视野检查相关[20~22,23]。其他检测方法与 OCT 检出的 NFL 厚度相关[22]。有一种检测方法超过了 GDx 对视野损害的预测能力（在角膜矫正引入之前）[10]。

证据有多强?

证据来自于欧洲、美国和日本不同的临床研究小组，有些是在青光眼领域所进行的最长的前瞻性研究和大的数据库。

优点和缺点?

NFL 检查最大的优点之一就是已证实的能检测早期青光眼损害、并且能预测未来的视野损伤的能力。这一技术可以应用于各种具有正常外观的视乳头和后极部视网膜。

此外，相比与阅读眼底照相需要通过实践来学习，NFL 检查在程序指导下仅需要花费较少的学习时间。然而对于同一患者，应用眼底读片比仅仅临床检查会更加准确（还没有任何正式的临床试验）。

NFL 检查的缺点之一是需要充分散大瞳孔和明亮的闪光。因此，典型的青光眼患者中 80% 可以获得理想的图片，而激光成像检查可以获得 90% 患者的图片且不需要散大瞳孔。

其他缺点是需要使用特殊冲印要求的胶片，并且需要一个有经验的摄影师，知道瞄准和聚焦的位置。有时在病人离开后很久我们才能知道照片是否拍摄成功。相比之下，激光检查系统几乎能即刻成像，如果第一次检查不满意还能重复进行。

尽管 NFL 图像可以对 NFL 的厚度进行一定程度的量化分析，特别是采用 Niessen 增强分级系统，但是它不能被视为具有数字信息细节的更新激光系统。

（王凯军 译）

参考文献

1. Hoyt WF, Frisen L, Newman NM: Fundoscopy of nerve fiber layer defects in glaucoma. Invest Ophthalmol 1973;12:814-829.
2. Airaksinen PJ, Drance SM, Douglas GR, Mawson DK, Nieminen H: Diffuse and localized nerve fiber loss in glaucoma. Am J Ophthalmol 1984;98:566-571.
3. Niessen AG, van den Berg TJ, Langerhorst CT, Bossuyt PM: Grading of retinal nerve fiber layer with a photographic reference set. Am J Ophthalmol 1995;120:665-667.

4. Niessen AG, Van den Berg TJ: Evaluation of a reference set based grading system for retinal nerve fiber layer photographs in 1941 eyes. Acta Ophthalmol Scand 1998;76:278-282.
5. Quigley HA: Examination of the retinal nerve fiber layer in the recognition of early glaucoma damage. Trans Am Ophthalmol Soc 1986;84:920-966.
6. Burk ROW, Tuulonen A, Airaksinen PJ: Laser scanning tomography of localized nerve fibre layer defects. Br J Ophthalmol 1998;82:1112-1117.
7. Quigley HA, Miller NR, George T: Clinical evaluation of nerve fiber layer atrophy as an indicator of glaucomatous optic nerve damage. Arch Ophthalmol 1980;98:1564-1571.
8. O'Connor DJ, Zeyen T, Caprioli J: Comparisons of methods to detect glaucomatous optic nerve damage. Ophthalmology 1993;100:1498-1503.
9. Wang F, Quigley HA, Tielsch JM: Screening for glaucoma in a medical clinic with photographs of the nerve fiber layer. Arch Ophthalmol 1994;112:796-800.
10. Paczka JA, Quigley HA, Friedman DS, Barron Y, Vitale S: Diagnostic capabilities of frequency-doubling technology, scanning laser polarimetry and nerve fiber layer photographs to distinguish glaucomatous damage. Am J Ophthalmol 2001;131:188-197.
11. Sommer A, Miller NR, Pollack I, Maumenee AE, George T: The nerve fiber layer in the diagnosis of glaucoma. Arch Ophthalmol 1977;95:2149-2156.
12. Airaksinen PJ, Mustonen E, Alanko HI: Optic disc haemorrhages precede retinal nerve fibre layer defects in ocular hypertension. Acta Ophthalmol (Kbh) 1981;59:627-641.
13. Sommer A, Katz J, Quigley HA, Miller NR, Robin AL, Richter, RC, Witt KA: Clinically detectable nerve fiber atrophy precedes the onset of glaucomatous field loss. Arch Ophthalmol 1991;109:77-83.
14. Quigley HA, Katz J, Derick RJ, Gilbert D, Sommer A: An evaluation of optic disc and nerve fiber layer examinations in monitoring progression of early glaucoma damage. Ophthalmology 1992;99:19-28.
15. Quigley HA, Enger C, Katz J, Sommer A, Scott R, Gilbert D: Risk factors for the development of glaucomatous visual field loss in ocular hypertension. Arch Ophthalmol 1994;112:644-649.
16. Caprioli J, Prum B, Zeyen T: Comparison of methods to evaluate the optic nerve head and nerve fiber layer for glaucomatous damage. Am J Ophthalmol 1996;121:659-667.
17. Kraus H, Bartosova L, Hycl J, Kondrova J, Moravcova Z, Stranska L: The retinal nerve fiber layer in glaucoma. II. The status of the nerve fiber layer and development of changes in the visual field. Prospective study. Cesk Slov Oftalmol 2000;56:149-153.
18. Airaksinen PJ, Alanko HI: Effect of retinal nerve fibre loss on the optic nerve head configuration in early glaucoma. Graefe's Arch Clin Exp Ophthalmol 1983;220:193-196.
19. Jonas JB, Hayreh SS: Localised retinal nerve fibre layer defects in chronic experimental high pressure glaucoma in rhesus monkeys. Br J Ophthalmol 1999;83:1291-1295.
20. Abecia E, Honrubia FM: Retinal nerve fiber layer defects and automated perimetry evaluation in ocular hypertensives. Int Ophthalmol 1992;16:239-242.
21. Niessen AG, Van Den Berg TJ, Langerhorst CT, Greve EL: Retinal nerve fiber layer assessment by scanning laser polarimetry and standardized photography. Am J Ophthalmol 1996;121:484-493.
22. Zangwill LM, Williams J, Berry CC, Knauer S, Weinreb RN: A comparison of optical coherence tomography and retinal nerve fiber layer photography for detection of nerve fiber layer damage in glaucoma. Ophthalmology 2000;107:1309-1315.
23. Teesalu P, Airaksinen PJ, Tuulonen A: Blue-on-yellow visual field and retinal nerve fiber layer in ocular hypertension and glaucoma. Ophthalmology 1998;105:2077-2081.

参考书目

Hitchings RA, Poinoosawmy D, Poplar N, Sheth GP: Retinal nerve fiber layer photography in glaucomatous patients. Eye 1987;1:621-625.

Iwata K, Nanba K, Abe H: Typical slit-like retinal nerve fiber layer defect and corresponding scotoma. Nippon Ganka Gakkai Zasshi 1981;85:1791-803.

Jonas JB, Schiro D: Localised wedge shaped defects of the retinal nerve fibre layer in glaucoma. Br J Ophthalmol 1994;78:285-290.

Quigley HA: Diagnosing Early Glaucoma with Nerve Fiber Layer Examination. Baltimore, MD: Williams & Wilkins 1995

Quigley HA, Addicks EM: Quantitative studies of retinal nerve fiber layer defects. Arch Ophthalmol 1982;100:807-814.

Quigley HA, Reacher M, Katz J, Strahlman E, Gilbert D, Scott R: Quantitative grading of nerve fiber layer photographs. Ophthalmology 1993;100:1800-1807.

Radius RL: Thickness of the retinal nerve fiber layer in primate eyes. Arch Ophthalmol 1980; 98:1625-1629.

Radius RL, Anderson DR: The histology of retinal nerve fiber layer bundles and bundle defects. Arch Ophthalmol 1979;97:948-950.

Siik S, Airaksinen PJ, Tuulonen A, Nieminen H: Influence of lens autofluorescence on retinal nerve fiber layer evaluation. Acta Ophthalmol Scand 1997;75:524-527.

Tuulonen A, Lehtola J, Airaksinen PJ: Nerve fiber layer defects with normal visual fields. Do normal optic disc and normal visual field indicate absence of glaucomatous abnormality? Ophthalmology 1993;100:587-597.

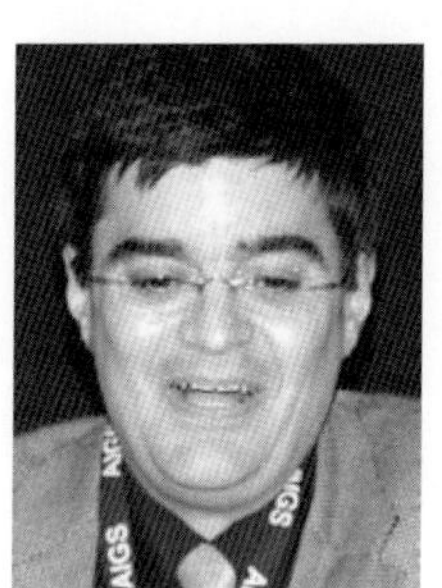

Marcelo Nicolela

第9章 海德堡视网膜激光断层扫描（HRT）

Marcelo Nicolela，Alfonso Anton，Somkiat Asawaphureekorn，Claude Burgoyne，Goji Tomita

摘要

- 海德堡视网膜断层扫描（HRT）是一个共聚焦激光扫描装置，能提供准确的可重复的视乳头和视乳头周围视网膜的地形图信息。
- 患者能很好地耐受 HRT 检查，大多数情况下不需要散大瞳孔，技术员可以简单地进行操作，尤其是使用二代仪器（HRT Ⅱ）。
- 这一技术已被证实能区分临床上的青光眼视乳头和正常视乳头，至少与专家用眼底照相评估一样好。
- 目前尚缺乏数据表明 HRT 可作为在非选择性人群中筛查青光眼的设备。
- 纵向研究表明该设备具有在高眼压症和早期青光眼中检测视乳头形态学改变的能力。

方法

HRT 是一个共聚焦激光扫描检眼镜（CSLO），采用 670nm 半导体激光获得视乳头和视乳头周围视网膜的二维和三维图像。地形图由 16～64 个连续光学切面组成，每个切面包含 256×256 像素（第一代设备，HRT Ⅰ）或 384×384 像素（第二代设备，HRT Ⅱ），在中央 10°（HRT Ⅰ）或 15°视野范围内。用 HRT Ⅰ进行检查时，采用三个地形图的平均数据进行分析。HRT Ⅱ自动捕获三个连续扫描并生成一个地形图。参考平面自动设定在沿着颞侧 350°～360°轮廓线之间的平均视乳头旁视网膜厚度之后 50μm，但可以进行修改。通过患者角膜曲率读数和校正镜头的度数来自动校正放大误差。视乳头边缘需要根据视乳头周围的巩膜环内缘轮廓线进行定义。

与任何成像设备一样，HRT 的图像质量在很大程度上取决于技术员的能力，他们需要接受适当的培训。与 HRT Ⅰ相比，HRT Ⅱ操作更为简便，培训周期显著缩短。每一个技术员都需要熟练掌握和理解图像采集、图像处理、轮廓线的设置以及理解质控参数。然而，经验丰富的技术员应该能在 90% 以上的眼中获得优质的图像。严重的白内障、角膜混浊和眼球震颤会影响图像采集。

该技术的局限性包括在检查过程中需要人为标记视乳头边缘，需要定义一个参考平面以计算立体参数，以及缺乏更好的自动质量控制评估。后者可以提醒临床医生图像质量低下，或者在随访过程中采集到的系列图像一致性不佳。

HRT 的可重复性

HRT Ⅰ检测青光眼患者和正常人的立体参数（如视杯面积或容积）的平均变异系数约为 3%～5%[1]。采用 HRT Ⅱ检测，在健康受试者中除了 3 个参数之外其余参数的变异都小于 12%，盘沿面积是变异最小的参数 2]。整个图像中平均每个像素的标准差在青光眼患者中约 30μm，在健康对照组中约 25μm[3, 4]。地形图测量的区域差异与该区域的陡峭程度相关，视杯边缘和血管旁边变异最高 [5]。图像的质量和变异程度与瞳孔直径 [16] 和晶状体核的密度及后囊下白内障程度相关 [7, 8]。此外，HRT 检测受到眼压变化 [9, 10] 和心动周期 [11] 的影响。

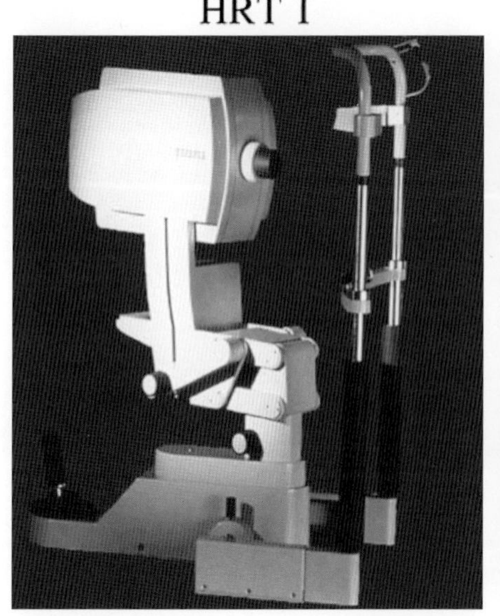

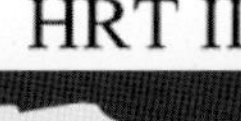

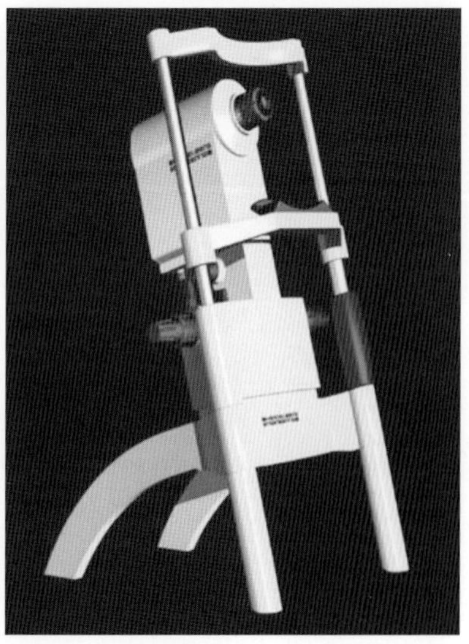

图 1　HRT Ⅰ(左)和 HRT Ⅱ(右)图

HRT 检测青光眼损伤的敏感性和特异性

目前尚没有采用 HRT 进行筛查检查来评估其在未选择人群中检测青光眼的能力。然而，一些研究已经证实了 HRT 对已确诊青光眼并已在门诊随诊的患者的诊断能力。总的来说，这些研究方法使用以下三种方法之一来区分正常视乳头和青光眼视乳头：①线性判别函数[12, 13]。②将一个或多个立体参数与标准数据库对比，用于 *Moorfields* 回归分析[14]；③计算机辅助分类，比如神经网络[15, 16]。在所有这些研究中，用来区分两组之间差别的数据是由 HRT 软件生成的立体参数（全周或扇形区域）。

HRT 的敏感性和特异性分别是 62%～87% 和 80%～96%[12~14, 17~19]。然而在大多数情况下，这些数据都来源于与用来得出原始的判别函数相似的人群进行的数据分析。如果我们将判别分析用于一个独立的人群，HRT 的诊断精度通常会更差[20, 21]。HRT 的诊断精确度受视乳头大小的影响，视乳头越大敏感性越高但特异性较差；相反，视乳头越小敏感性越低但特异性较好[17, 21]。对上述文献进行 Meta 分析，同样可以清楚地发现 HRT 的诊断精确度受到疾病阶段的影响，越晚期的青光眼诊断能力越好。

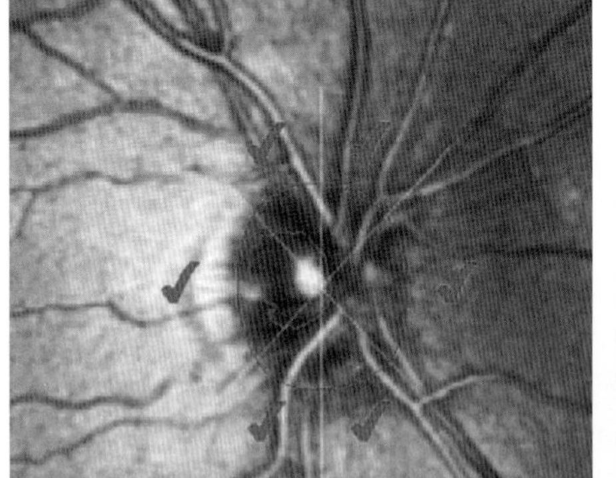

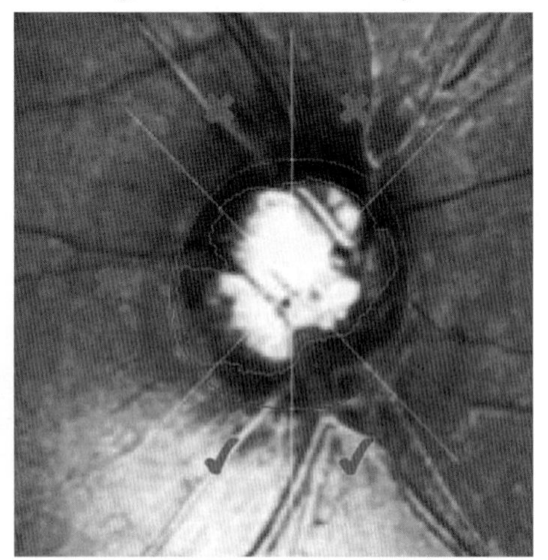

图 2　正常视乳头和青光眼视乳头，两者都由 Moorfields 回归分析正确识别

有一些研究将 HRT 与目前视乳头图像的金标准即视乳头立体照相进行比较。Wollstein 等[14] 发现 HRT 的 Moorfield 回归分析与五位专家根据眼底照相得出的主要结论相比，在诊断早期青光眼方面具有更高的敏感性和相同的特异性。然而，Greaney 等[22] 和 Zangwill 等[19] 认为由专家对视乳头立体照相进行评估，在鉴别正常或青光眼视乳头方面的能力与 HRT 一样或优于 HRT。

到目前为止，关于在 HRT 能检测到变化之前 NFL 最少的丢失量，尚缺乏相关的动物实验数据，无论是横断面（与正常值相比）或序贯比较（与基线图像相比）。

由于正常人群视乳头大小和形态变化较大，以及在青光眼中观察到的视乳头结构损害变化也很大，我们认为 HRT 在早期青光眼筛查中的作用有限，尤其是当我们不能接受大量假阳性结果时。

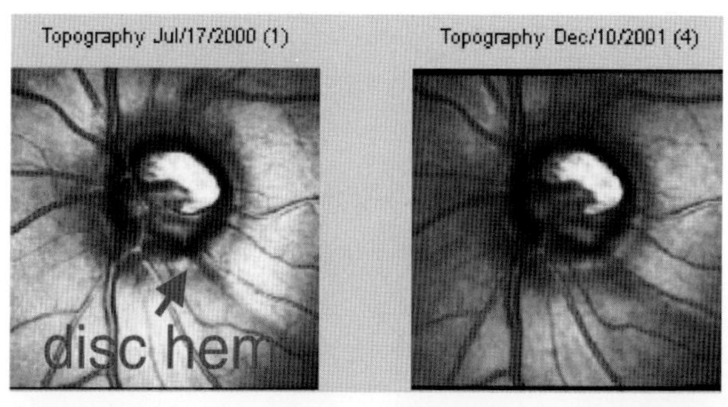

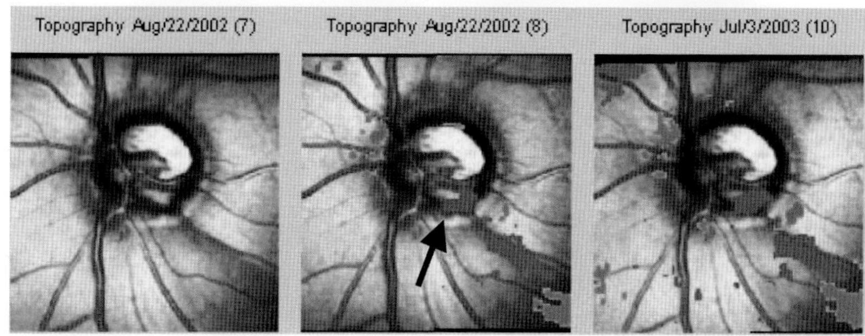

图 3　视乳头边缘出血（蓝色箭头），**2 年之后，在同一位置通过变化概率分析检测到颞下方视乳头和视网膜神经纤维层病变进展**（红色像素，黑色箭头）

HRT 检测病程进展的敏感性和特异性

HRT 检测变化（进展）的三种方法已经在“具有青光眼风险”的眼和“正常”人眼中进行了纵向评估。Chauhan 等 [23] 采用超像素方法来检测视乳头（ONH）表面的变化（已被整合入现有的 HRT 软件），他们发现 77 例早期到中期的青光眼患者中，经过平均 5.5 年的随访观察，视野稳定，其中 31 例（40%）出现 ONH 表面变化加重，在 37 例正常眼中特异性为 95%。此外，在同一研究中，只有 4% 的眼睛被证实出现视野损害进展，而 HRT 没有检测到进展 [24]。Kamal 等 [25, 26] 采用分段策略来检测 ONH 表面变化，21 例出现视野改变的高眼压症患者中有 13 例检测到 ONH 表面变化，164 例视野正常的高眼压症患者中有 47 例出现 ONH 表面变化，而 21 例正常对照组均未检测到 ONH 表面变化。Tan 等 [27] 分析了视乳头边缘 30° 扇形区域的数据，来检测 20 例发生视野改变高眼压症患者中的 17 例和 20 例正常对照组中的 1 例，然而，三次连续检查需要有两次发生变化才能达到那样的特异性。

此外，采用相似的 CSLO（不是 HRT）来检测猴子的眼睛，LSU 实验性青光眼研究中采用 CSLO 和三位经过专科训练的青光眼医师阅读视乳头立体照相两种方法来观察同一只眼，结果表明 CSLO 检测视乳头变化（定义为连续两个激光成像的 3 张图片中的 2 张出现显著改变）的敏感性和特异性更高[28, 29]。

HRT 的优点和缺点

优点

- HRT 是一项对技术员和患者都很友好的技术（尤其是 HRT Ⅱ），大多数患者都能得到高质量的图像。
- 技术员掌握 HRT Ⅱ的学习曲线相对较短。
- HRT 具有很好的可重复性，能够检测随着时间推移视乳头形态的变化。
- HRT 是使用时间最长、发表文献数量最多的自动化成像技术。

缺点

- 在检测时，固视目标可能偏中心，理想的情况下应该能够改变固视的位置。
- 在少部分眼中不同时间的图像对齐算法可能失效，会导致错误的结果。
- 有一些打印出来的信息临床价值有限。

未来的研究

未来的研究包括如下几方面：

- 在基于人群的研究中评估 HRT 的筛查表现。
- 为轮廓线和参考平面开发独立的筛查和进展评估策略。
- 开发减少验证性试验次数的技术来检测特定的疾病进展。
- 评估发生 HRT 变化而发生视野改变的比率。
- 更好的明确 HRT 在临床实践中的作用。
- 在动物模型中评估能够被 HRT 检测到的进展发生之前 NFL 丢失的最少数量。

（王凯军 译）

参考文献

1. Rohrschneider K et al: Reproducibility of the optic nerve head topography with a new laser tomographic scanning device. Ophthalmology 1994;101(6):1044-1049.

2. Verdonck N et al: Short-term intra-individual variability in Heidelberg Retina Tomograph II. Bull Soc Belge Ophtalmol 2002;286:51-57.
3. Weinreb RN et al: Effect of repetitive imaging on topographic measurements of the optic nerve head. Arch Ophthalmol 1993;111(5):636-638.
4. Chauhan BC et al: Test-retest variability of topographic measurements with confocal scanning laser tomography in patients with glaucoma and control subjects. Am J Ophthalmol 1994;118(1):9-15.
5. Brigatti L, Weitzman M, Caprioli J: Regional test-retest variability of confocal scanning laser tomography. Am J Ophthalmol 1995;120(4):433-440.
6. Tomita G, Honbe K, Kitazawa Y: Reproducibility of measurements by laser scanning tomography in eyes before and after pilocarpine treatment. Graefe's Arch Clin Exp Ophthalmol 1994;232(7):406-408.
7. Zangwill LM, Berry CC, Weinreb RN: Optic disc topographic measurements after pupil dilation. Ophthalmology 1999;106(9):1751-1755.
8. Zangwill L et al: Effect of cataract and pupil size on image quality with confocal scanning laser ophthalmoscopy. Arch Ophthalmol 1997;115(8):983-990.
9. Azuara-Blanco A et al: Effects of short term increase of intraocular pressure on optic disc cupping. Br J Ophthalmol 1998;82(8):880-883.
10. Bowd C et al: Optic disk topography after medical treatment to reduce intraocular pressure. Am J Ophthalmol 2000;130(3):280-286.
11. Chauhan BC, McCormick TA: Effect of the cardiac cycle on topographic measurements using confocal scanning laser tomography. Graefe's Arch Clin Exp Ophthalmol 1995;233(9):568-572.
12. Mikelberg FS et al: Ability of the Heidelberg Retina Tomograph to detect early glaucomatous visual field loss. J Glaucoma 1995;4:242-247.
13. Bathija R et al: Detection of early glaucomatous structural damage with confocal scanning laser tomography. J Glaucoma 1998;7(2):121-127.
14. Wollstein G et al: Identifying early glaucomatous changes: Comparison between expert clinical assessment of optic disc photographs and confocal scanning ophthalmoscopy. Ophthalmology 2000;107(12):2272-2277.
15. Bowd C et al: Comparing neural networks and linear discriminant functions for glaucoma detection using confocal scanning laser ophthalmoscopy of the optic disc. Invest Ophthalmol Vis Sci 2002;43(11):3444-3454.
16. Uchida H, Brigatti L, Caprioli J: Detection of structural damage from glaucoma with confocal laser image analysis. Invest Ophthalmol Vis Sci 1996;37(12):2393-2401.
17. Iester M, Mikelberg FS, Drance SM: The effect of optic disc size on diagnostic precision with the Heidelberg retina tomograph. Ophthalmology 1997;104(3):545-548.
18. Caprioli J et al: Slope of the peripapillary nerve fiber layer surface in glaucoma. Invest Ophthalmol Vis Sci 1998;39(12):2321-2328.
19. Zangwill LM et al: Discriminating between normal and glaucomatous eyes using the Heidelberg Retina Tomograph, GDx Nerve Fiber Analyzer, and Optical Coherence Tomograph. Arch Ophthalmol 2001;119(7):985-993.
20. Miglior S et al: Clinical ability of Heidelberg Retinal Tomograph examination to detect glaucomatous visual field changes. Ophthalmology 2001;108(9):1621-1627.
21. Ford BA et al: Comparison of data analysis tools for detection of glaucoma with the Heidelberg Retina Tomograph. Ophthalmology 2003;110(6):1145-1150.
22. Greaney MJ et al: Comparison of optic nerve imaging methods to distinguish normal eyes from those with glaucoma. Invest Ophthalmol Vis Sci 2002;43(1):140-145.
23. Chauhan BC et al: Technique for detecting serial topographic changes in the optic disc and peripapillary retina using scanning laser tomography. Invest Ophthalmol Vis Sci 2000;41(3):775-782.

24. Chauhan BC et al: Optic disc and visual field changes in a prospective longitudinal study of patients with glaucoma: comparison of scanning laser tomography with conventional perimetry and optic disc photography. Arch Ophthalmol 2001;119(10):1492-1499.
25. Kamal DS et al: Use of sequential Heidelberg Retina Tomograph images to identify changes at the optic disc in ocular hypertensive patients at risk of developing glaucoma. Br J Ophthalmol 2000;84(9):993-998.
26. Kamal DS et al: Detection of optic disc change with the Heidelberg Retina Tomograph before confirmed visual field change in ocular hypertensives converting to early glaucoma. Br J Ophthalmol 1999;83(3):290-294.
27. Tan JC, Hitchings RA: Approach for identifying glaucomatous optic nerve progression by scanning laser tomography. Invest Ophthalmol Vis Sci 2003;44(6):2621-2626.
28. Burgoyne CF, Mercante DE, Thompson HW: Change detection in regional and volumetric disc parameters using longitudinal confocal scanning laser tomography. Ophthalmology 2002;109(3):455-466.
29. Ervin JC et al: Clinician change detection viewing longitudinal stereophotographs compared to confocal scanning laser tomography in the LSU Experimental Glaucoma (LEG) Study. Ophthalmology 2002;109(3):467-481.

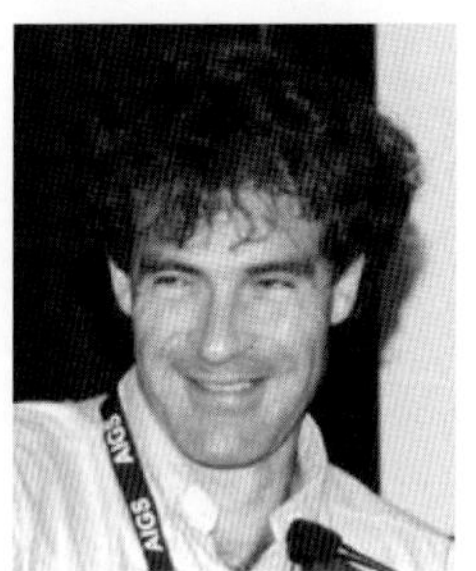

Hans G. Lemij

第 10 章 偏振激光扫描仪（SLP）

Hans G. Lemij，Eytan Blumenthal，Robert Fechtner，David Greenfield Michael KooK

摘要

- 基于偏振光的延迟性，偏振激光扫描仪提供了视网膜神经纤维层的客观图像。
- 最近已对角膜和晶状体的延迟进行了补偿（为了简便起见，这里以 CC 指代角膜补偿）。
- 个性化 CC 缩小了标准化数据范围，提高了检出率。
- 个性化 CC 提高了与其他结构性测量的相关性。
- 有关固定 CC 的旧的研究不能反映当前版本的能力。

工作原理

偏振激光扫描仪以偏振光的延迟性为基础。视网膜神经纤维层（RNFL）轴突的微管被认为具有双折射效应，可为神经纤维层的测量提供信号 [1]。由于轴突内微管呈束状平行分布，这种双折射效应导致通过光线延迟性的净变。因此，延迟的量与轴突组织的数量成比例。在市面销售的偏振激光扫描仪，GDx（Laser DiagnosticTechnologies，圣地亚哥，CA），这种偏振激光束，可以扫描眼球后部。两次经过神经纤维层的反向散射光被捕捉及分析。偏振的延迟量以像素为单位计算，并将扫描部位以偏振量示意图形式表示。高延迟量区域被认为代表更多的轴突因而有更厚的神经纤维层 [2~4]。由于角膜以及晶状体，同样具有双折射效应（后者折射程度更小），在计算神经纤维层的偏振延迟量时需要补偿（中和）其偏振延迟量 [5~14]。之前，应用的是一种统一、固定的补偿，这种补偿在轴向及大小方面都反映人群均值。最近这种固定的眼前节补偿才被个体化的眼前节双折射补偿（这里以 CC 表示自定义角膜性补偿）替代。市面上具有 CC 的设备，GDx-VCC（V 表示可变的），是基于黄斑区 Henle's 纤维层的双折射效应所致的延迟量的测量 [6, 7, 53]。

验证

SLP 的组织学验证最初在两只摘除角膜和晶状体的猴眼上实施 [3]。将延迟量转换为以微米为单位的神经纤维层厚度就是从这些实验中得出的。继而，被SLP扫描的一只猴眼随后进行了神经纤维层厚度的组织学分析[15]。定性比较SLP及一组小样本伴有限局性神经纤维层缺损眼的无赤光眼底照相结果，提示适当CC处理的SLP图像能更接近神经纤维层的真实结构[13]。而若是利用旧的固定CC则与无赤光眼底照相结果一致性更差。在人眼的组织学验证仍有待进一步实施，可变的CC已被证实在健康眼及已患黄斑病变眼中都可以准确估计角膜性偏振轴向及大小[6, 14]。

革新

个性化CC从2002年起被应用。GDx-VCC代表第五代商用SLP。第一代就是神经纤维分析器(NFA)。在后来的几代，硬件和软件都有改变。后来包括标准化数据库及神经网络鉴别运算法则。第三代在市场上被称为GDx，第四代为GDx Access。大多数关于SLP的文献中涉及运用固定CC的仪器，因而阅读时应注意，因为其中包括一些补偿不足的眼睛。相似的，应用固定CC的设备中标准数据库也包含了补偿不足的眼睛。

GDx-VCC已收集完毕新的标准化数据库。应用可变CC的敏感性和特异性(及ROC曲线)已被证实较固定CC的测量有明显改善[7]。准确度和可重复性暂时还未被报道。

GDx-VCC

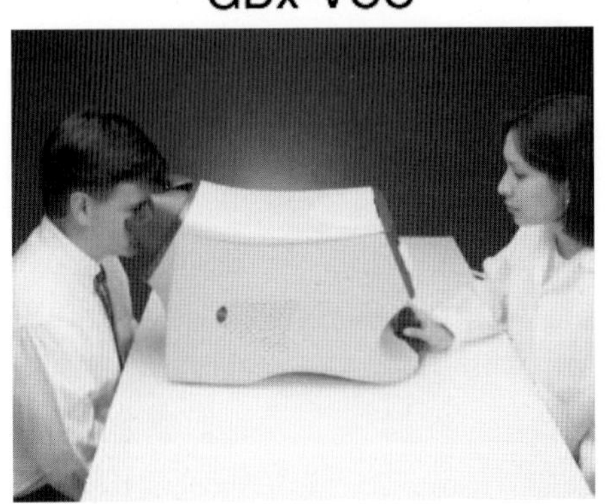

图1 GDx-VCC

仪器

目前的GDx-VCC是一个用户友好的、简便的仪器。被检查者将头部放在一个面罩里，盯住内部注视灯。每只眼进行两次图像采集，第一次为测定CC，

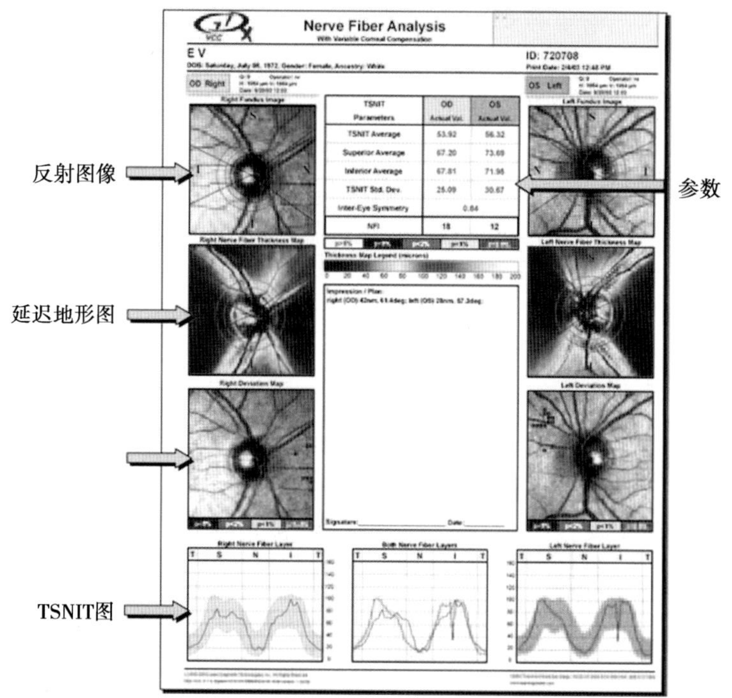

图2　以健康受试者 GDx-VCC 打印结果为例：最上方两张图表示视乳头及盘周区域反射图。下方两张图为颜色编码的延迟示意图，其中，亮暖色反映较高的延迟及衰减，而冷色则反映较低的延迟。再下方两张图为所谓的概率图。其中，在特定的概率水平，颜色编码的超级像素可能标记出低延迟区域。最底部两张图为所谓的 TSNIT 图，反映上方图片中不同截面盘周神经纤维层带的延迟量。正常范围已被添加入图表中。为了更好的比较双眼，在最下方中间部分双眼 TSNIT 图被叠加在一起。部分参数，包括神经纤维层指标（NFI）在最上方中间部分。不正常的参数用彩色标记

第二次为采集已补偿目标区域的图像并进行可变补偿。每次采集图像耗时约 0.7s。由于激光的波长为 820nm，轻到中度的白内障并不影响图像质量[16,17]。图像的打印结果包括 20°×20° 的视乳头及盘周区域反射图，颜色编码的延迟示意图，概率图（将这些区域的延迟量与正常人群数据库对比，不同概率水平的异常低延迟区域部分已被彩色标记），一些图表及参数。

局限性与缺陷

在存在眼球震颤的眼中不能获取图像。另外，在视乳头周围有大片萎缩斑的眼无法获得可靠图像。在应用固定 CC 的测量中，角膜屈光手术不同程度影响测量结果[18~20]。可变 CC 可用于进行过屈光手术的眼的测量[21]。黄斑病变可

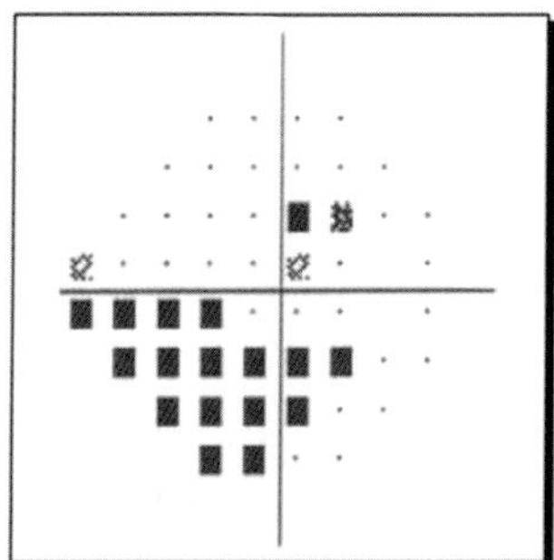

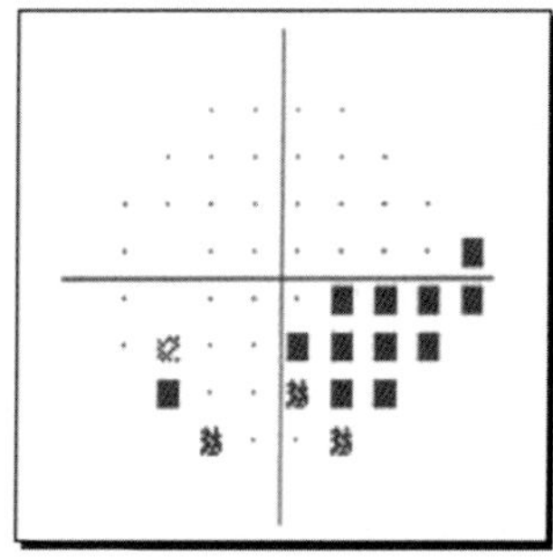

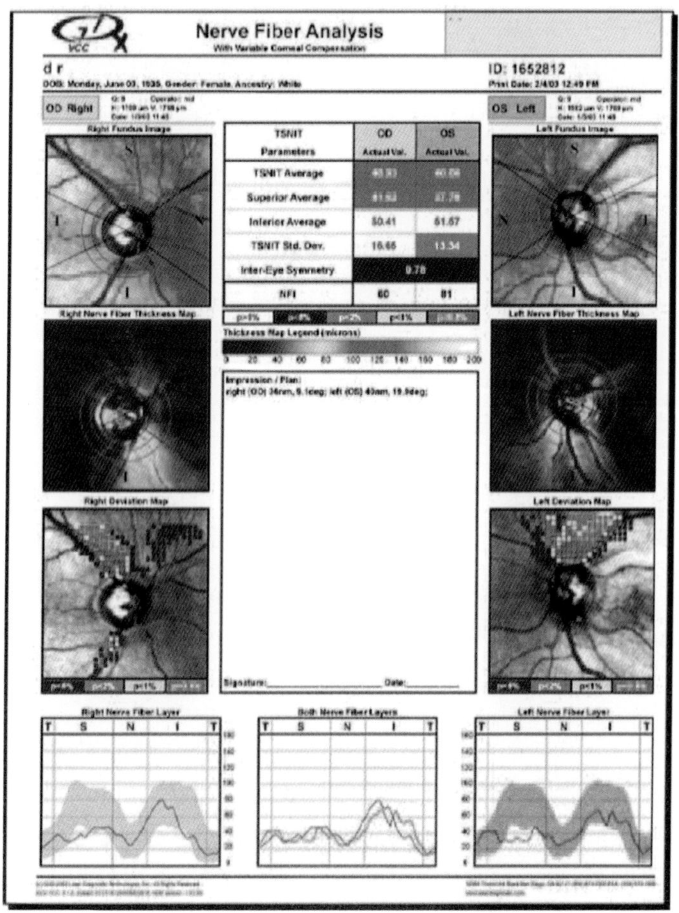

图 3　典型青光眼 GDx-VCC 结果样板。在这个特定病例中，在延迟示意图中可见在双眼上方及右眼的颞下方明显的延迟量减少，在概率图中也同样清楚的显示。注意被标记出的参数及 TSNIT 图中降低的部分上方明显。已增加了视野模式偏差概率图

能仅轻度影响补偿量的计算[14]。尽管在正常人及青光眼患者中，屈光不正对每个个体的延迟值的影响还未见报道，在屈光度为 −10～+5D 等效球镜度的范围内可获得可靠图像。部分受试眼表现为非典型延迟模式。

已有研究

大部分研究是关于之前的应用固定 CC 的 GDx 的。由于仪器应用时间相对较短，关于 GDx-VCC 应用的研究发表文章较少。最近研究已证实自定义 CC 缩窄了正常人群数据范围[8~10]，提高了青光眼检出的能力[9，10]，提高了与视功能检测（SAP-SITA）的相关性[11]，增加了与 OCT 结果的相关性[12]，也提高了与无赤光眼底照相的相关性[13]。但 CC 在轴向与大小方面对提升上述相关性的贡献尚未被明确证实。

可重复性

据报道，应用固定 CC 的 SLP 测量具有很好的可重复性[22~30，36，38，52]。而 GDx-VCC 关于不同操作者及不同仪器测量的可重复性尚未被报道。

敏感性/特异性

关于 GDx-VCC 测量的敏感性及特异性的早期研究均涉及既往应用固定 CC 的 GDx 设备。大部分出版的数据均基于高加索人群，显示了在正常人及青光眼具有中到高度的鉴别能力[25，31~35，37，39~49]。可变性 CC 较固定 CC，其敏感性与特异性（ROC 曲线）有明显提高[7]。

进展

很少有关于监测青光眼及其他视神经退行性疾病进展的研究[40，51]。而且以往多使用固定 CC 的 GDx，这可能限制了该技术监测青光眼进展的能力。目前关于应用 SLP 测量青光眼结构性改变究竟如何尚未达成共识。

结论

尽管人眼组织学的验证尚未完成，应用自定义 CC 的 SLP 似能通过高分辨率和高重复性的测量精确地反映神经纤维层结构。多数关于 SLP 的文献均涉及应用固定 CC 获得的图像，阅读应谨慎。应用自定义 CC 的新设备的重要临床研究仍较少，有待进一步开展。其中包括 CC 的准确度测量，以及任何 CC 补偿不足的影响，测量的可重复性，检出及随访的诊断准确性，以及组织学的验证。由于 SLP 主要采集神经纤维层厚度的图像，其在青光眼两大主要应用很可能是青光眼的检测及监测进展，前者包括筛查及医院的诊断。目前还不明确是否 SLP 在疾病整个病程中(从早期到晚期)具有相同的监测敏感性及特异性。这些都有待于进一步研究。

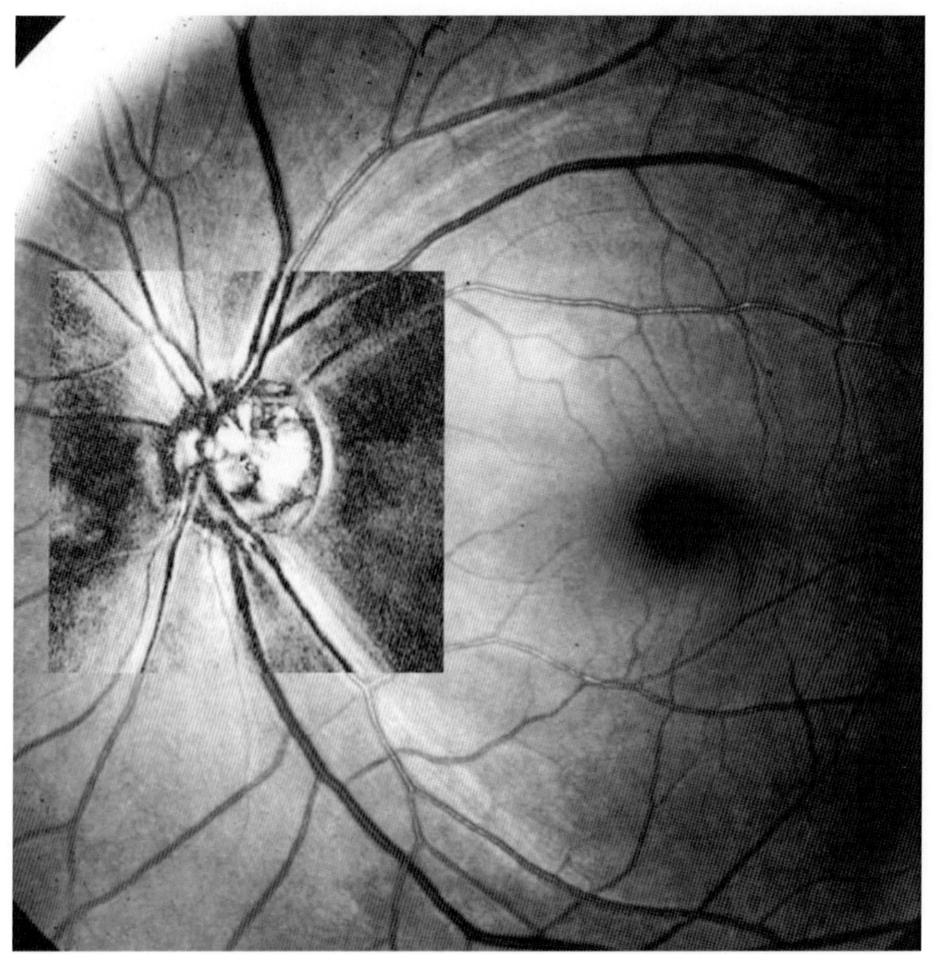

图 4　存在明显楔形神经纤维层缺损的青光眼的无赤光眼底照相。应用可变角膜性补偿的 GDx 采集的同一只眼图像已被加入图中。为了更加清晰，GDx 图像用黑白色表示。注意，楔形缺损及 RNFL 条带变薄在两图非常相符。这强烈提示应用可变角膜性补偿的 GDx 可准确反映神经纤维层的真实形态(图片由 N.J. Reus 和 H.G. Lemij 提供)。

(潘英姿　译)

参考文献

1. Knighton RW, Huang X, Zhou Q: Microtubule contribution to the reflectance of the retinal nerve fiber layer. Invest Ophthalmol Vis Sci 1998;39(1):189-193.
2. Dreher AW, Reiter K, Weinreb RN: Spatially resolved birefringence of the retinal nerve fiber layer assessed with a retinal ellipsometer. Appl Opt 1992;31:3730-3735.
3. Weinreb RN, Dreher AW, Coleman A et al: Histopathologic validation of Fourier-ellipsometry measurements of retinal nerve fiber layer thickness. Arch Ophthalmol 1990;108:557-560.
4. Morgan JE, Waldock A: Scanning laser polarimetry of the normal human retinal nerve fiber layer: a quantitative analysis. Am J Ophthalmol 2000;129:76-82.
5. Greenfield DS, Knighton RW, Huang XR: Effect of corneal polarization axis assessment of retinal nerve fiber analyzer thickness by scanning laser polarimetry. Am J Ophthalmol 2000;129:715-722.
6. Weinreb RN, Bowd C, Greenfield DS, Zangwill LM: Measurement of the magnitude and axis of corneal polarization with scanning laser polarimetry. Arch Ophthalmol 2002;120:901-906.
7. Weinreb RN, Bowd C, Zangwill LM: Glaucoma detection using scanning polarimetry with variable corneal compensation. Arch Ophthalmol 2003;121:218-224.
8. Greenfield DS, Knighton RW, Schiffman J, Feuer W: Normative retardation data corrected for corneal polarization axis using scanning laser polarimetry. Ophthalmic Surg Lasers Imag 2003;34:165-171.
9. Greenfield DS, Knighton RW, Feuer W, Schiffman J, Zangwill L, Weinreb RN: Correction for corneal polarization axis improves the discriminating power of scanning laser polarimetry. Am J Ophthalmol 2002;134:27-33.
10. Weinreb RN, Bowd C, Zangwill LM: Glaucoma detection using scanning laser polarimetry with variable corneal polarization compensation. Arch Ophthalmol 2003;120:218-224.
11. Bowd C, Zangwill LM, Weinreb RN: Association between scanning laser polarimetry measurements using variable corneal polarization compensation and visual field sensitivity in glaucomatous eyes. Arch Ophthalmol 2003;121:961-966.
12. Bagga H, Greenfield DS, Feuer W, Knighton RW: Scanning laser polarimetry with variable corneal compensation and optical coherence tomography in normal and glaucomatous eyes. Am J Ophthalmol 2003;135:521-529.
13. Reus, NJ, Colen, TP, Lemij, HG: Visualisation of localised retinal nerve fiber layer defects with the GDx with individualised and fixed compensation of anterior segment birefringence. Opthalmology 2003;110(8):1512-1516.
14. Bagga H, Greenfield DS, Knighton RW: Scanning laser polarimetry with variable corneal compensation: Identification and correction for corneal birefringence in eyes with macular pathology. Invest Vis Sci Ophthalmol 2003;44:1969-1976.
15. Morgan JE, Waldock A, Jeffery G et al: Retinal nerve fibre layer polarimetry: histological and clinical comparison. Br J Ophthalmol 1998;82:684-690.
16. Holló G, Süveges I, Nagymihály A, Vargha P: Scanning laser polarimetry of the retinal nerve fibre layer in primary open angle and capsular glaucoma. Br J Ophthalmol 1997;81:857-861.
17. Kremmer S, Pflug A, Heiligenhaus A, Fanihagh F, Steuhl KP: Laser scanning topography and polarimetry with implantation of intraocular lenses before and after cataract surgery. Klin Mbl Augenheilk 1999;214(6):378-385.
18. Gurses-Ozden R, Pons ME, Barbieri C et al: Scanning laser polarimetry measurementsafter laser-assisted in situ keratomileusis. Am J Ophthalmol 2000;129:461-464.
19. Kook MS, Lee SU, Tchah HW et al: Effect of laser in situ keratomileusis on retinal nerve

fiber layer thickness measurements by scanning laser polarimetry. J Cataract Refract Surg 2002;28:670-675.

20. Choplin NT, Schallhorn SC: The effect of excimer laser photorefractive keratectomy for myopia on nerve fiber layer thickness measurements as determined by scanning laser polarimetry, Ophthalmology 1999;106:1019-1023.
21. Angles R, Alanto T, Schanzlin D, Zangwill LH, Bowd C, Weinreb RN: Corneal changes oafter laser in situ keratomileusis: Measurement of corneal polarisation and magnitude. Am J Ophthalmol 2004 (in press)
22. Tjon-Fo-Sang MJ, Van Strik R, De Vries J et al: Improved reproducibility of measurements with the nerve fiber analyzer. J Glaucoma 1997;6:203-211.
23. Swanson WH, Lynn JR, Fellman RL et al: Interoperator variability in images obtained by laser polarimetry f the nerve fiber layer. J Glaucoma 1995;4:414-418.
24. Rohrschneider K, Burk ROW, Kruse FE et al: Zur bestimmung der retinalen nervenfaserschichtdicke in vivo mittels laser-polarimetrie. Klin Mbl Augenheilk 1993;203:200-205.
25. Weinreb RN, Shakiba S, Zangwill L: Scanning laser polarimetry to measure the nerve fiber layer of normal and glaucomatous eyes. Am J Ophthalmol 1995;119:627-636.
26. Chi QM, Tomita G, Inazumi K, Hayakawa T, Ido T, Kitazawa Y: Evaluation of the effect of aging on the retinal nerve fiber layer thickness using scanning laser polarimetry. J Glaucoma 1995;4:406-413.
27. Hoh ST, Ishikawa H, Greenfield DS, Liebmann JM, Chew SJ, Ritch R: Peripapillary nerve fiber layer thickness measurement reproducibility using scanning laser polarimetry. J Glaucoma 1998;7:12-15.
28. Zangwill L, Berry CA, Garden VS, Weinreb RN: Reproducibility of retardation measurements with the Nerve Fiber Analyzer II. J Glaucoma 1997;6:384-389.
29. Rhee DJ, Greenfield DS, Chen PP, Schiffman J: Reproducibility of retinal nerve fiber layer thickness measurements using scanning laser polarimetry in pseudophakic eyes. Ophthalmic Surg Lasers 2002;33:117-122.
30. Colen TP, Tjon-Fo-Sang MJH, Mulder PGH, Lemij HG: Reproducibility of measurements with the nerve fiber analyzer (NFA/GDx). J Glaucoma 2000;9:363-370.
31. Choplin NT, Lundy DC, Dreher AW: Differentiating patients with glaucoma from glaucoma suspects and normal subjects by nerve fiber layer assessment with scanning laser polarimetry. Ophthalmology 1998;105:2068-2076.
32. Nicolela MT, Martinez-Belo C, Morrison CA, LeBlanc RP, Lemij HG, Colen TP, Chauhan BC: Scanning laser polarimetry in a selected group of patients with glaucoma and normal controls. Am J Ophthalmol 2001;132(6):845-54.
33. Lee VW, Mok KH: Retinal nerve fiber layer measurement by nerve fiber analyzer in normal subjects and patients with glaucoma. Ophthalmology 1999;106:1006-1008.
34. Horn FK, Jonas JB, Mentus P, Mardin CY et al: Polarimetric measurements of retinal nerve fiber layer thickness in glaucoma diagnosis. J Glaucoma 1999;8:353-362.
35. Pimentel RL, Carvalho RA, Oliveira HC et al: Discrimanation between normal and glaucomatous eyes with visual field and scanning laser polarimetry measurements. Br J Ophthalmol 2001;85:586-591.
36. Kook MS, Sung K, Park RH et al: Reproducibility of scanning laser polarimetry (GDx) of peripapillary retinal nerve fiber layer thickness in normal subjects. Graefe's Arch Clin Exp Ophthalmol 2001;239:118-121.
37. Funaki S, Shirakashi M, Yaoeda K et al: Specificity and sensitivity of glaucoma detection in the Japanese population using scanning laser polarimetry. Br J Ophthalmol 2000;86:70-74.
38. Hoh ST, Greenfield DS, Liebmann JM, Hillenkamp J, Ishikawa H, Mistlberger A, Lim ASM, Ritch R: Effect of pupillary dilation on retinal nerve fiber layer thickness as measured by scanning laser polarimetry in eyes with and without cataract. Journal of Glaucoma

1999;8(3):159-163.

39. Xu L, Chen PP, Chen YY, Takahashi Y, Wang L, Mills RP: Quantitative nerve fiber layer measurement using scanning laser polarimetry and modulation parameters in the detection of glaucoma. J Glaucoma 1998;7(4):270-277.
40. Choplin NT, Lundy DC, Dreher AW: Differentiating patients with glaucoma from glaucoma suspects and normal subjects by nerve fiber layer assessment with scanning laser polarimetry. Ophthalmology 1998;105:2068-2076.
41. Tjon-Fo-Sang MJ, Lemij HG: Sensitivity and specificity of measurements with scanning laser polarimetry. Am J Ophthalmol 1997;123:62-69.
42. Trible J, Schultz RO, Robinson JC, Rothe TL: Accuracy of scanning laser polarimetry in the diagnosis of glaucoma. Arch Ophthalmol 1999;117:1298-1304.
43. Hoh ST, Greenfield DS, Mistlberger A, Liebmann JM, Ishikawa H, Ritch R: Optical coherence tomography and scanning laser polarimetry in normal, ocular hypertensive, and glaucomatous eyes. Am J Ophthalmol 2000;129:129-135.
44. Lee VWH, Mok KH: Retinal nerve fiber layer measurements by nerve fiber analyzer in normal subjects and patients with glaucoma. Ophthalmology 1999;106:1006-1008.
45. Weinreb RN, Zangwill L, Berry CC, Bathija R, Sample PA: Detection of glaucoma with scanning laser polarimetry. Arch Ophthalmol 1998;116:1583-1589.
46. Yamada N, Chen PP, Mills RP, Leen MM, Stamper RL, Lieberman MF, Xu L, Stanford DC: Glaucoma screening using the scanning laser polarimeter. J Glaucoma 2000;9:254-261.
47. Sinai MJ, Essock EA, Fechtner RD, Srinivasan N: Diffuse and localized nerve fiber layer loss measured with scanning laser polarimetry: sensitivity and specificity of detecting glaucoma. J Glaucoma 2000;9(2):154-162.
48. Colen TP, Tjon-Fo-Sang MJH, Mulder PGH, Lemij HG: Reproducibility of measurements with the Nerve Fiber Analyzer (NFA/GDx). J Glaucoma 2000;9(5):363-370.
49. Colen TP, Lemij HG: Sensitivity and specificity of the GDx: clinical judgment of standard printouts versus the Number. J Glaucoma 2003;12(2):129-133.
50. Holló G, Vargha P: Scanning laser polarimetry versus frequency-doubling perimetry and conventional threshold perimetry: changes during a 12-month follow-up in preperimetric glaucoma. Acta Ophthalmol. Scand 2001;79:403-407.
51. Colen TP, Van Everdingen JAM, Lemij HG: Axonal loss in a patient with anterior ischemic optic neuropathy as measured with scanning laser polarimetry. Am J Ophthalmol 2000;130(6):847-850.
52. Swanson WH, Lynn JR, Fellman RL, Starita RJ, Schumann SP, Nusinowitz S: Inter-operator variability in images obtained by laser polarimetry of the nerve fiber layer. J Glaucoma 1995;4:414-418.
53. Zhou Q, Weinreb RN: Individualized compensation of anterior segment birefringence during scanning laser polarimetry. Invest. Ophthalmol Vis Sci 2002;43:2221-2228.

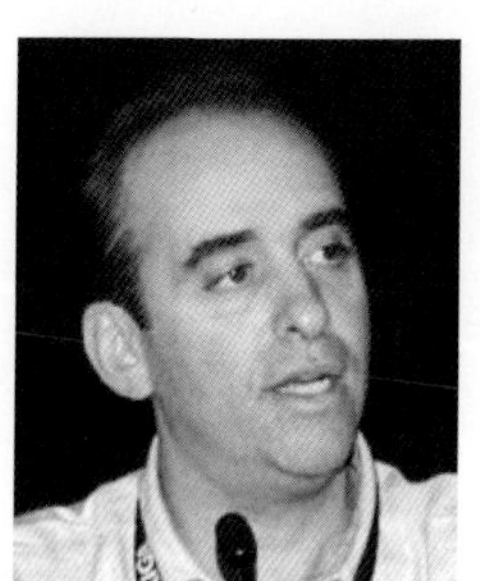

Jeffrey Liebmann

第 11 章　光学相干断层成像术(OCT)

Jeffrey Liebmann, Christopher Bowd, Felipe A. Medeiros*, Joel Schuman

摘要

- 光学相干断层成像术(OCT)是一种类似于 B 超的、能提供高分辨率的活体视网膜断层图像的光学成像技术。
- OCT 关于视乳头周围神经纤维层厚度的测量已被证实可以区分正常眼及青光眼。
- 黄斑区厚度估测可能为青光眼视网膜节细胞损伤估计提供备选方法。
- 现有的纵向随访数据还不足以在 OCT 随访检出青光眼进展能力方面得出任何结论。
- 目前仍无有效证据证实 OCT 可作为青光眼的筛查工具。

前言

光学相干断层成像术(OCT)是一种类似于 B 超的、能提供高分辨率的活体视网膜断层图像的光学成像技术。基于视网膜不同成分反射光时间延迟的不同,OCT 可利用扫描部位光反射区分不同视网膜层次。

机制

OCT 采用了与 B 超类似的光学技术,不同的是用光代替了声波,通过低相干光测量原理来获取高分辨率的眼内结构图像[1]。简而言之,干涉仪测量利用相干散射的信息准确测定微小距离或组织结构的厚度。

在 OCT 内部,一束近红外低相干光(840nm)束直射到特殊的反射镜面(分光计),从而形成两束光:其中一束为参考光束,另一束为测量光束。测量光束直接进入受试者眼中,根据不同组织的距离、厚度及不同的反射率,从眼内微结构及组织中被反射。参考光束是在一个已知的、位置可变的参考镜面被反射的。两条光束都回到特殊的反射镜面,整合后被传送至感光探测器。低相干光

* 最终审稿人

的应用只允许较窄视网膜范围的反射光与参考光束发生干涉，从而使仪器具有高分辨率。相关模式被用来提供视网膜结构的距离与厚度信息。在横行方向上进行的纵向扫描形成了二维图像。

OCT 图像的分辨率取决于多种因素。分辨率被认为包括轴向(z 轴)及横向(x-y 轴)。早先的 OCT 模型(OCT 2000，Carl Zeiss Meditec，Inc.，Dublin，CA)轴向分辨率为 12～15μm，然而目前应用的 Stratus OCT(Carl Zeiss Meditec，Inc.，Dublin，CA)理论上的分辨率为 8～10μm，虽然还未被实践证实。Stratus OCT 可在横轴方向产生 128～512 个扫描点，然而 OCT 2000 只有 100 个扫描点。

临床应用

OCT 可以扫描视乳头周围视网膜、视乳头及黄斑区。视乳头周围扫描是以视乳头为中心，在默认直径 3.4mm 范围内的连续环形扫描。OCT 最终提供的图像呈现为由 OCT 软件人为生成颜色编码图像。暗色(黑色与蓝色)代表低反射区域，而亮色(红色及白色)代表高反射区域。为了测量厚度，OCT 首先测定出视网膜的边界，视网膜边界由玻璃体视网膜内界面和视网膜色素上皮层组成，分别决定了视网膜的内边界和外边界。视网膜神经纤维层为视网膜内界面下方的高反射(红色)层。神经纤维层的后界面是以比邻近视网膜神经感觉层最大反射率高 15dB 的阈值对每次扫描进行估算而得。已被报道 OCT 关于活体视网膜神经纤维层的测定与对实验性青光眼猴子进行的组织学测量具有良好的相关性[3]。

黄斑部及视乳头扫描由六条以视乳头或黄斑中心凹为中心，间隔 30° 的轮辐状扫描线构成。在扫描线之间应用内插值填补间隙。在黄斑区扫描中，玻璃体视网膜内界面及视网膜色素上皮层分别被用来界定视网膜内、外界面。在视乳头的扫描中，视乳头边界被定义为 RPE/ 脉络膜毛细血管层的终点。用一条直线连接 RPE/ 脉络膜毛细血管层边缘，其前方 150μm 处设定一条平行线。这条线下方的结构被认为是视杯，在这条线上方为盘沿。其他关于 OCT 的详细介绍见于引用文献[2,4~6]。

现有的信息总结及分析

视网膜神经纤维层扫描

图 1 显示了一张青光眼患者的 Stratus OCT RNFL 厚度分析打印结果。视乳头周围 RNFL 厚度分布曲线用黑线表示。绿色区域表示正常人群的 95% 可

信区间，而红色区域表示小于 99% 的正常人群的测量值。黄色区域代表临界区域。以年龄匹配的正常组为基础计算异常概率。这份打印结果同样提供在不同钟点及象限的 RNFL 厚度值。每个象限 / 区域的异常概率用同样的颜色编码表示。还提供了包括平均 RNFL 厚度、比值、上方及下方象限最大的 RNFL 厚度等总结性参数。

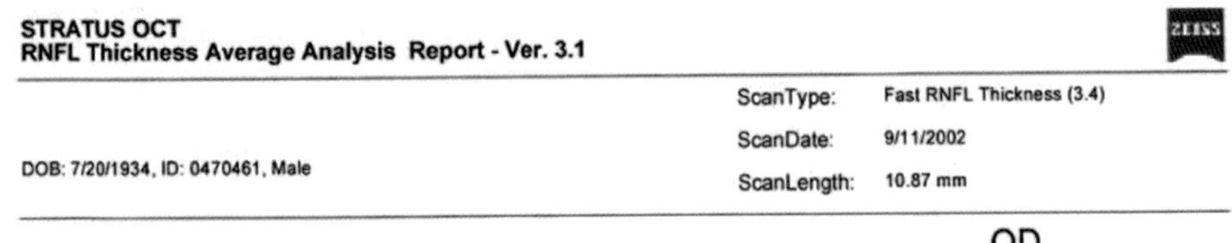

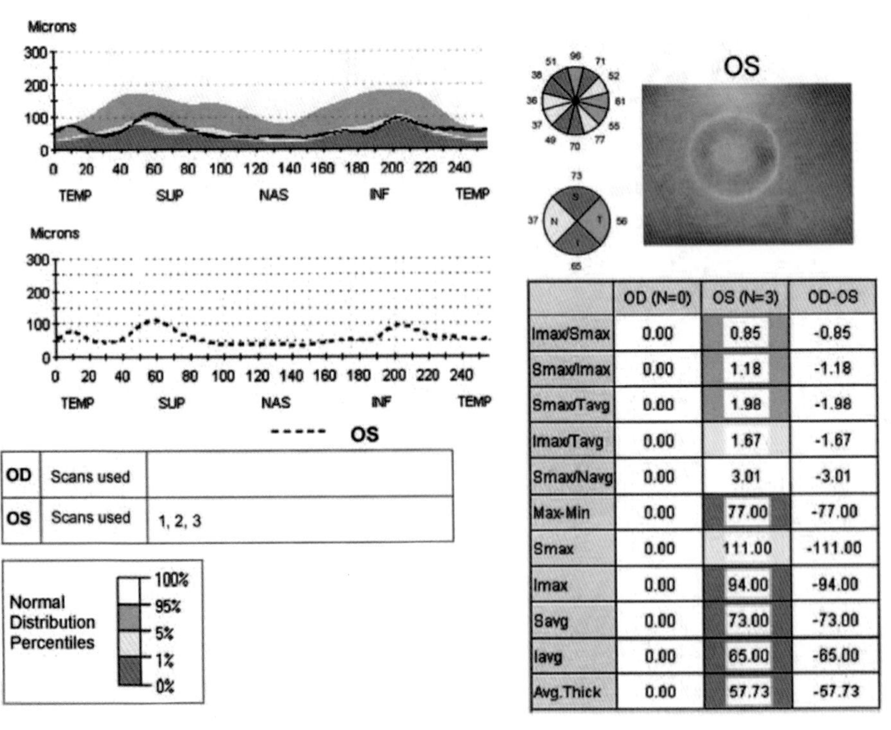

OD	Scans used	
OS	Scans used	1, 2, 3

	OD (N=0)	OS (N=3)	OD-OS
Imax/Smax	0.00	0.85	-0.85
Smax/Imax	0.00	1.18	-1.18
Smax/Tavg	0.00	1.98	-1.98
Imax/Tavg	0.00	1.67	-1.67
Smax/Navg	0.00	3.01	-3.01
Max-Min	0.00	77.00	-77.00
Smax	0.00	111.00	-111.00
Imax	0.00	94.00	-94.00
Savg	0.00	73.00	-73.00
Iavg	0.00	65.00	-65.00
Avg.Thick	0.00	57.73	-57.73

图 1 一位青光眼患者左眼视网膜神经纤维层的 Stratus OCT 扫描打印结果。结果展示了视乳头周围 RNFL 测量厚度的分布曲线，象限及钟点 RNFL 的测量，及一些总结性参数。异常概率用颜色标记

黄斑扫描

黄斑区扫描以黄斑为中心，以两张图表示视网膜厚度及体积（图 2）。三个同心圆将每张图分为三个区域：中心凹，黄斑内区及外区。黄斑内区及外区进一步被两条斜线分为四个象限。因此，黄斑区被分为 9 个区域来分析：中心凹、外上方、内上方、外下方、内下方，外环颞侧、内环颞侧、外环鼻侧、内环鼻侧。在其中一张图上，每个区域视网膜厚度（体积）以颜色编码，而另一张图，则标注出每个区域的实际数值。使用者可选择三个同心圆的直径从而改变分析的区域。有两种选择：一种同心圆直径分别为 1mm、3mm、6mm；另一种同心圆直径为 1mm、2.22mm、3.45mm。

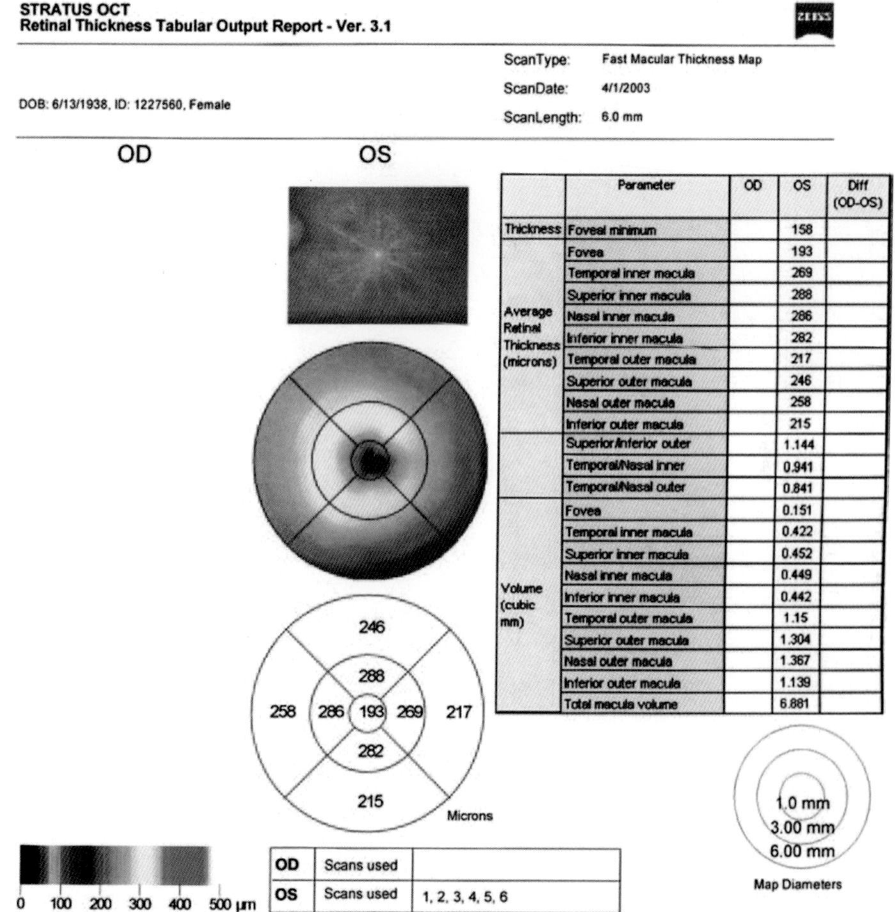

	Parameter	OD	OS	Diff (OD-OS)
Thickness	Foveal minimum		158	
Average Retinal Thickness (microns)	Fovea		193	
	Temporal inner macula		269	
	Superior inner macula		288	
	Nasal inner macula		286	
	Inferior inner macula		282	
	Temporal outer macula		217	
	Superior outer macula		246	
	Nasal outer macula		258	
	Inferior outer macula		215	
	Superior/Inferior outer		1.144	
	Temporal/Nasal inner		0.941	
	Temporal/Nasal outer		0.841	
Volume (cubic mm)	Fovea		0.151	
	Temporal inner macula		0.422	
	Superior inner macula		0.452	
	Nasal inner macula		0.449	
	Inferior inner macula		0.442	
	Temporal outer macula		1.15	
	Superior outer macula		1.304	
	Nasal outer macula		1.367	
	Inferior outer macula		1.139	
	Total macula volume		6.881	

OD	Scans used	
OS	Scans used	1, 2, 3, 4, 5, 6

图 2　Stratus OCT 黄斑区扫描结果举例。黄斑部图像被两个同心圆及两条斜线分为 9 个部分。其中一张图以颜色表示每个区域黄斑厚度测量。这张表同时表示了不同区域的厚度与体积数值

视乳头扫描

Stratus OCT 扫描 ONH 结果见图 3。部分地形图参数可被自动计算生成，包括视乳头面积、盘沿面积、杯盘面积比、杯盘水平径线比、杯盘垂直径线比，垂直方向盘沿面积及水平方向盘沿宽度。

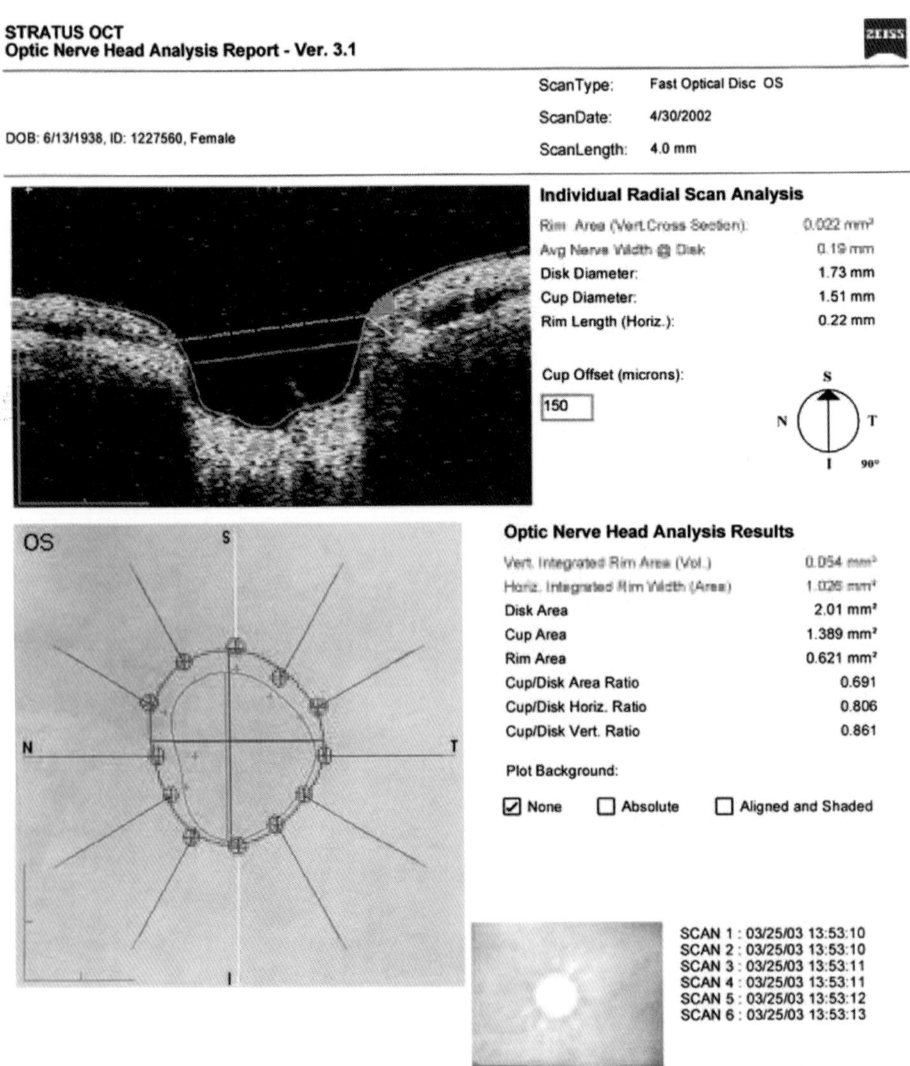

图 3 Stratus OCT 扫描青光眼患者左眼视乳头打印结果。左下角图表示以视乳头为中心六条放射线扫描结果内插值研究的最终结果。视乳头边缘用红色表示，而视杯边界用绿色表示。部分视乳头的地形图参数可被自动计算生成

已有研究

青光眼检出

RNFL 测量

一些研究表明 OCT 可以区分正常与青光眼患眼，尽管二者之间存在较大重叠[7~20]。基于所研究人群的参数及特征（表 1），受试者工作曲线（ROC）下面积在 0.79 到 0.94 范围内[10~12, 16, 17, 21]。在评估 OCT 部分参数的诊断效能的研究中，下方 RNFL 厚度在区分正常人及早到中期青光眼方面有较好的结果，在特异性≥90% 时，敏感性在 67% 到 79% 之间[16, 17, 21]。在另一种研究中，结合视乳头周围 30° 四个不同区域 RNFL 厚度的测量指标在特异性设定为 90% 时敏感性为 67%[11]。在一些其他研究中，青光眼诊断的“金标准”是可重复的标准视野检查（SAP）结果的异常，这一标准独立于所评估的诊断试验。另外，OCT 的结果不影响 SAP 的结果判定。根据循证医学工作组要求，每项检查标准都必须证实诊断试验的可靠性[22]。

表 1　OCT 检出青光眼的能力：选取最近发表的研究

参考文献	健康眼	青光眼	青光眼视野缺损（dB）	最佳参数	ROC 曲线下面积	敏感性 / 特异性（%）
17	38	42	−4.0 ± 4.2	下方厚度	0.91	88/71 79/92
11	39	50	−3.9 ± 2.13	识别功能	0.88	82/84 67/90
10	33	35	−3.01 ± 2.88	全眼平均	0.94	N/A
37	160	237	−3.13 ± 1.77	颞下方	0.87	67/90 81/80
35	50	39	−5.04 ± 3.32	标准输出的评估	N/A	76～79/68～81
20	25	42	−4.3 ± 3.3	全眼平均 RNFL 厚度	0.87	N/A
21	50	41	−5.14	颞下方	0.87	76/86 71/94 68/96

一些文献的间接证据提示 OCT RNFL 测量可以在 SAP 视野检出功能性缺损之前发现青光眼性损害[23, 24]。已有证据表明高眼压症患眼 RNFL 厚度较正常人平均下降 15%[24]。目前，尚无直接针对 OCT RNFL 测量是否对未来青光眼性视野损害发生有预测作用的纵向研究。

黄斑厚度

近来一些研究报道了对 OCT 黄斑区厚度测量在青光眼的诊断中价值的评估。我们还知道视网膜神经节细胞的丢失位于后极部，在黄斑区节细胞层占视网膜总厚度的 30%～35%[25]。研究表明青光眼黄斑区平均厚度较正常对照眼明显减少[10，26，27]。同时，已发现青光眼患眼平均视野缺损与 OCT 黄斑部厚度存在显著相关[26]。一项研究表明，黄斑区测量在区分青光眼患眼与正常眼的能力逊于视乳头周围 RNFL 测量[10]。区分青光眼患眼及正常眼时，黄斑区厚度参数最大 ROC 曲线下面积为 0.77，而同样条件下 RNFL 厚度参数的最大 ROC 曲线下面积为 0.94[10]。同时需要强调的是，当患者同时存在黄斑区病变时，黄斑区测量在青光眼监测及评估方面的应用参考价值不大。

视乳头地形图测量

近期一项研究比对了青光眼患者、可疑青光眼及正常人的 OCT 的 ONH 测量与共焦激光扫描检眼镜（HRT，海德堡视网膜断层扫描术）的结果。这两种仪器检查结果在视乳头面积、杯盘面积比、视杯面积、视杯体积及盘沿体积方面有轻到中度相关性，R^2 在 12%～72% 范围内[28]。同一研究中，Stratus OCT ONH 参数区分健康眼和存在视野缺损的青光眼患眼的 ROC 曲线下面积在 0.54～0.76[28]。曲线下面积和 HRT 参数具有可比性[28]。

OCT 中 ONH 的地形图评估在青光眼诊断及监测中应用有待进一步评价。由于视乳头边缘的自动检测是基于 RPE/ 脉络膜毛细血管层的终点，视乳头边缘的估计很可能在这些层次发生改变时受到影响，因为此结构变化可能见于青光眼患者视乳头周围萎缩进展时[29]。尽管 Stratus OCT 提供了视乳头边缘的手动测定选项，仍需强调进展的视乳头变化对 OCT 测得的视乳头边缘和参考平面的影响。

纵向改变的监测

近期，鲜有文献证据表明 OCT 可以测得 RNFL 厚度随时间的变化，尽管一些关于健康眼（见下方）OCT 测量的重复性 / 变异性的研究提示 OCT 对变化的检测结果可以接受。有报道对一例创伤性视神经病变[30]，及小梁切除术后眼压下降的患者的随访中 OCT RNFL 测量存在纵向的改变[31]。

可重复性

OCT RNFL 测量有较好的可重复性，在组内系数接近 0.55，变异系数接近 10% 时[32~34]。专家根据 OCT 打印结果区分健康人和青光眼患者时具有中等程度的一致性（kappa 值 =0.51～0.73），敏感性为 76%～79%，特异性为 68%～81%[35]。

Stratus OCT 可重复性数据未见报道。如前所述，Stratus OCT 相比于以往的 OCT 可获取更多视神经周围 RNFL 的数据测量，因而可能会有更好的可重复性。

IOP 变化、屈光间质及屈光状态的影响

小梁切除术后 IOP 下降的青光眼患眼中 OCT 测得的 RNFL 厚度增加。已有研究表明青光眼患者在小梁切除术后，总体平均 RNFL 厚度明显增加与眼压下降的幅度相关[31]。OCT RNFL 测量在屈光度变化 ±5.0D 之间不受影响。

适用环境

OCT 在临床使用中不受地域限制，尽管在市场上某些仪器的价格可能是个限制因素。这一技术对操作者的能力与经验有一定的要求。

缺陷和局限性

有证据表明目前 OCT 测定 RNFL 边界的方法尚不完美。已有研究结果显示现有确定 RNFL 边界的方法在一些情况下可发生错误，尤其当 RNFL 反射率较低时，如在青光眼患者中即有可能发生[36]。已有人提出新的测定方法，以对 OCT 图像反射率峰值的估算为基础，相比于现有方法能更好地确定 RNFL 的边界[36]。

当屈光间质浑浊或晶状体浑浊时，OCT 扫描存在一定困难。尽管建议当病人瞳孔直径大于 2mm 时，Stratus OCT 扫描不需要散大瞳孔即可获取图像，但目前尚无关于为获取质量更好的图像，多少比例的患者(无论是否存在屈光间质浑浊)需要散瞳的研究。

现有 Stratus OCT 不能实时反馈图像质量。高质量的图像需要以视乳头为中心、聚焦良好的眼底图像，还需要可接受的信噪比。目前尚无关于可用扫描的病人比例的研究。

青光眼患者中可得到满意检查结果的比例

迄今还没有文献报道青光眼患者中可得到满意检查结果的百分比。目前，尚无证据支持应用这一仪器筛检青光眼患者，也没有有效数据证实其在青光眼疑诊患者检出眼部损害及区分轻、中、重度青光眼视野损害的能力。

结论

OCT 是一种具有高分辨率、在测量数据方面具有较高可重复性并可能成为

有用的区分正常眼及青光眼患眼工具的设备。目前关于 OCT 长期随访检出改变的能力的纵向数据尚不足以形成任何结论。

未解决的问题

- OCT 能否在 SAP 和（或）神经节细胞特异性功能检查之前发现 RNFL 损害？
- OCT 是否对青光眼长时期的随访有用（包括长期可重复性检验的需求）？
- OCT 测量在高眼压症及青光眼疑诊患者中的预计价值？
- 在人眼中 OCT RNFL 测量怎样与组织学 RNFL 厚度关联？

（潘英姿 译）

参考文献

1. Huang D, Swanson EA, Lin CP et al: Optical coherence tomography. Science 1991;254:1178-1181.
2. Schuman JS: Optical coherence tomography for imaging and quantification of nerve fiber layer thickness. In: Schuman JS (ed) Imaging in Glaucoma. Thorofare, NJ: Slack 1996
3. Huang L, Schuman J, Wang N: Comparison of nerve fiber layer thickness between optical coherence tomography and histomorphometry in glaucomatous monkey eyes. Zhonghua Yan Ke Za Zhi 2001;37:188-192.
4. Schuman JS, Hee MR, Arya AV et al: Optical coherence tomography: a new tool for glaucoma diagnosis. Curr Opin Ophthalmol 1995;6:89-95.
5. Jaffe GJ, Caprioli J: Optical coherence tomography to detect and manage retinal disease and glaucoma. Am J Ophthalmol 2004;137:156-169.
6. Hee MR, Izatt JA, Swanson EA et al: Optical coherence tomography of the human retina. Arch Ophthalmol 1995;113:325-332.
7. Park KH, Caprioli J: Development of a novel reference plane for the Heidelberg retina tomograph with optical coherence tomography measurements. J Glaucoma 2002;11:385-391.
8. Pieroth L, Schuman JS, Hertzmark E et al: Evaluation of focal defects of the nerve fiber layer using optical coherence tomography. Ophthalmology 1999;106:570-579.
9. Schuman JS, Hee MR, Puliafito CA et al: Quantification of nerve fiber layer thickness in normal and glaucomatous eyes using optical coherence tomography. Arch Ophthalmol 1995;113:586-596.
10. Guedes V, Schuman JS, Hertzmark E et al: Optical coherence tomography measurement of macular and nerve fiber layer thickness in normal and glaucomatous human eyes. Ophthalmology 2003;110:177-189.
11. Greaney MJ, Hoffman DC, Garway-Heath DF, Nakla M, Coleman AL, Caprioli J: Comparison of optic nerve imaging methods to distinguish normal eyes from those with glaucoma. Invest Ophthalmol Vis Sci 2002;43:140-145.
12. Williams ZY, Schuman JS, Gamell L et al: Optical coherence tomography measurement of nerve fiber layer thickness and the likelihood of a visual field defect. Am J Ophthalmol 2002;134:538-546.
13. Essock EA, Sinai MJ, Bowd C, Zangwill LM, Weinreb RN: Fourier analysis of optical coherence tomography and scanning laser polarimetry retinal nerve fiber layer measure-

ments in the diagnosis of glaucoma. Arch Ophthalmol 2003;121:1238-1245.
14. Mok KH, Lee VW, So KF: Retinal nerve fiber loss pattern in high-tension glaucoma by optical coherence tomography. J Glaucoma 2003;12:255-259.
15. Bagga H, Greenfield DS, Feuer W, Knighton RW: Scanning laser polarimetry with variable corneal compensation and optical coherence tomography in normal and glaucomatous eyes. Am J Ophthalmol 2003;135:521-529.
16. Kanamori A, Nakamura M, Escano MF, Seya R, Maeda H, Negi A: Evaluation of the glaucomatous damage on retinal nerve fiber layer thickness measured by optical coherence tomography. Am J Ophthalmol 2003;135:513-520.
17. Bowd C, Zangwill LM, Berry CC et al: Detecting early glaucoma by assessment of retinal nerve fiber layer thickness and visual function. Invest Ophthalmol Vis Sci 2001;42:1993-2003.
18. Pons ME, Ishikawa H, Gurses-Ozden R, Liebmann JM, Dou HL, Ritch R: Assessment of retinal nerve fiber layer internal reflectivity in eyes with and without glaucoma using optical coherence tomography. Arch Ophthalmol 2000;118:1044-1047.
19. Hoh ST, Greenfield DS, Mistlberger A, Liebmann JM, Ishikawa H, Ritch R: Optical coherence tomography and scanning laser polarimetry in normal, ocular hypertensive, and glaucomatous eyes. Am J Ophthalmol 2000;129:129-135.
20. Soliman MA, Van Den Berg TJ, Ismaeil AA, De Jong LA, De Smet MD: Retinal nerve fiber layer analysis: relationship between optical coherence tomography and red-free photography. Am J Ophthalmol 2002;133:187-195.
21. Zangwill LM, Bowd C, Berry CC et al: Discriminating between normal and glaucomatous eyes using the Heidelberg Retina Tomograph, GDx Nerve Fiber Analyzer, and Optical Coherence Tomograph. Arch Ophthalmol 2001;119:985-993.
22. Jaeschke R, Guyatt G, Sackett DL: Users' guides to the medical literature. III. How to use an article about a diagnostic test. A. Are the results of the study valid? Evidence-Based Medicine Working Group. JAMA 1994;271:389-391.
23. Mok KH, Lee VW, So KF: Retinal nerve fiber layer measurement by optical coherence tomography in glaucoma suspects with short-wavelength perimetry abnormalities. J Glaucoma 2003;12:45-49.
24. Bowd C, Weinreb RN, Williams JM, Zangwill LM: The retinal nerve fiber layer thickness in ocular hypertensive, normal, and glaucomatous eyes with optical coherence tomography. Arch Ophthalmol 2000;118:22-26.
25. Zeimer R, Asrani S, Zou S, Quigley H, Jampel H: Quantitative detection of glaucomatous damage at the posterior pole by retinal thickness mapping: a pilot study. Ophthalmology 1998;105:224-231.
26. Greenfield DS, Bagga H, Knighton RW: Macular thickness changes in glaucomatous optic neuropathy detected using optical coherence tomography. Arch Ophthalmol 2003;121:41-46.
27. Lederer DE, Schuman JS, Hertzmark E et al: Analysis of macular volume in normal and glaucomatous eyes using optical coherence tomography. Am J Ophthalmol 2003;135:838-843.
28. Schuman JS, Wollstein G, Farra T et al: Comparison of optic nerve head measurements obtained by optical coherence tomography and confocal scanning laser ophthalmoscopy. Am J Ophthalmol 2003;135:504-512.
29. Lai E, Wollstein G, Price LL et al: Optical coherence tomography disc assessment in optic nerves with peripapillary atrophy. Ophthalmic Surg Lasers Imaging 2003;34:498-504.
30. Medeiros FA, Moura FC, Vessani RM, Susanna R Jr: Axonal loss after traumatic optic neuropathy documented by optical coherence tomography. Am J Ophthalmol 2003;135:406-408.
31. Aydin A, Wollstein G, Price LL, Fujimoto JG, Schuman JS: Optical coherence tomography

assessment of retinal nerve fiber layer thickness changes after glaucoma surgery. Ophthalmology 2003;110:1506-1511.

32. Blumenthal EZ, Williams JM, Weinreb RN, Girkin CA, Berry CC, Zangwill LM: Reproducibility of nerve fiber layer thickness measurements by use of optical coherence tomography. Ophthalmology 2000;107:2278-2282.
33. Carpineto P, Ciancaglini M, Zuppardi E, Falconio G, Doronzo E, Mastropasqua L: Reliability of nerve fiber layer thickness measurements using optical coherence tomography in normal and glaucomatous eyes. Ophthalmology 2003;110:190-195.
34. Schuman JS, Pedut-Kloizman T, Hertzmark E et al: Reproducibility of nerve fiber layer thickness measurements using optical coherence tomography. Ophthalmology 1996;103:1889-1898.
35. Sanchez-Galeana C, Bowd C, Blumenthal EZ, Gokhale PA, Zangwill LM, Weinreb RN: Using optical imaging summary data to detect glaucoma. Ophthalmology 2001;108:1812-1818.
36. Ishikawa H, Piette S, Liebmann JM, Ritch R: Detecting the inner and outer borders of the retinal nerve fiber layer using optical coherence tomography. Graefe's Arch Clin Exp Ophthalmol 2002;240:362-371.
37. Kanamori A, Escano MF, Eno A et al: Evaluation of the effect of aging on retinal nerve fiber layer thickness measured by optical coherence tomography. Ophthalmologica 2003;217:273-278.

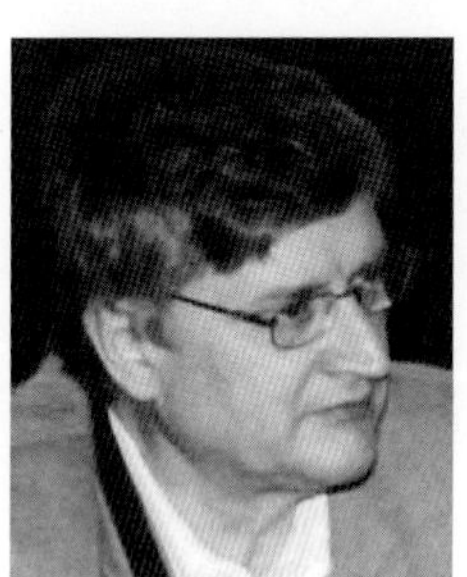

Anders Heijl

第 12 章　标准自动视野检查（SAP）

Anders Heijl，Boel Bengtsson，Mike Patella，John Wild

摘要

- 标准自动视野检查（SAP）是指具有电子化记录系统且应用历史最悠久的主观视觉功能检查，可检测对白光的不同敏感度。
- 标准自动视野检查已经广泛普及，可用于绝大多数确诊或者可疑的青光眼患者。
- 临床医师可通过标准自动视野检查结果来了解患者的主观视觉症状与问题。
- 目前有几个不同的标准来定义早期青光眼的视野缺损，但这些标准十分相似，都是利用小区域内敏感度降低或上下方视野敏感性差异来判定。
- 目前 SAP 可以通过多种工具对单个视野或一系列视野进行计算机辅助分析。这些工具都是基于正常受试者与青光眼患者资料的大型数据库建立，主要包括概率图、变化率图、降低屈光间质混浊影响的工具（模式偏差的概念）、视野学习效应、半视野检查及回归分析。
- 已有几套不同的标准根据 SAP 判断青光眼进程，并已在大样本的随机临床试验中使用。这些新的方法似乎比原有的方法更为敏感。基于 SAP 的大量知识，很可能敏感性更好的新的方法会不断深化发展，并且在诊断青光眼进展上，比起其他检查手段来说，基于 SAP 敏感性更高的检查方法会更早出现。
- 由于变异性的存在，重复检查对于青光眼的早期发现与进展是必要的；这在 SAP 及其他诊断方法例如视觉功能检测和基于摄影或数字图像的检测中同样适用。
- 并不是所有的视野检测方式都可以同时发现早期改变，在不同患者中不同的检测方式（SAP，SWAP，FDT）发现早期改变的时间顺利似乎并不一样。已发表的研究表明 SWAP 发现视野缺损的平均时间早于 SAP，但对于 FDT 却并未找到相关的证据。
- 对于早期青光眼患者，还需进行更多的研究来判定不同视野检查方式的优劣性能，但这些研究必定耗时费力，且需非常注意研究的设计及判断标准的可比性。
- 在高眼压症治疗研究（OHTS）中，SAP 发现早期病损的敏感性低于立体照相；但在青光眼早期诊断研究（EMGT）中，SAP 检测疾病进展的敏感性则远高于视乳头形态分析。

什么是标准自动视野检查？

标准自动视野检查（SAP）是在中心 30° 视野范围内特定的标准化检查条件下进行的自动化静态视野检查。检查选用 Goldmann 视野计Ⅲ级（0.43°）大小的白色光斑作为刺激光标，白色背景亮度为 $10Cd/m^2$。而公认的刺激持续时间通常都固定在 100 或 200 毫秒，并在确定的检查策略下进行。阈值检查通常都用于青光眼患者的发现与随访。而筛查试验则只用于发现青光眼，通常都是使用非青光眼的临床模式，并主要在缺乏眼科医生的临床机构中进行。

标准自动视野检查是如何进行的？

阈值 SAP 检查测量周边视野多个位置的局部对比敏感度。每当患者看到一个刺激光标时，就要按下相应按钮，而刺激强度的增减则取决于病人的反应情况，这是为了确定在预定检查位点能被看见的最低刺激亮度。敏感度则通常通过检测固视点以内 30° 视野范围中 50 到 80 个预定检查位点而获得。所得结果与对应该检测策略中经过年龄校正的正常敏感度进行对比。

什么是 SAP 的可重复性？

SAP 阈值的可重复性已经进行过广泛的研究。偏心率的影响、常规视野状态及检查位点状态对可重复性的影响十分复杂，但这些都有其各自的定义，简单的列表无法描述清楚[1]。通常情况下，可重复性在旁中心视野、总体上距离正常视野较近的视野范围效果最好，相对正常视野相比严重损伤检查点重复性更好。可重复性也随刺激强度的增加而改善，虽然高强度刺激的总体诊断效能并没有得到文献证实。可重复性还取决于特殊检查所使用的运算方法，而最常用的算法对于临床有效变化量引起显著性限制已有文献报道。

SAP 的变异性

在高眼压症治疗研究（OHTS）中大部分的视野缺损未在重复试验中得到验证，这一事实并不意味着大多数病理性视野需要验证。OHTS 重复试验一大群受试者，所有受试者最初视野和视乳头检查结果正常。在 5 年的随访中，不到

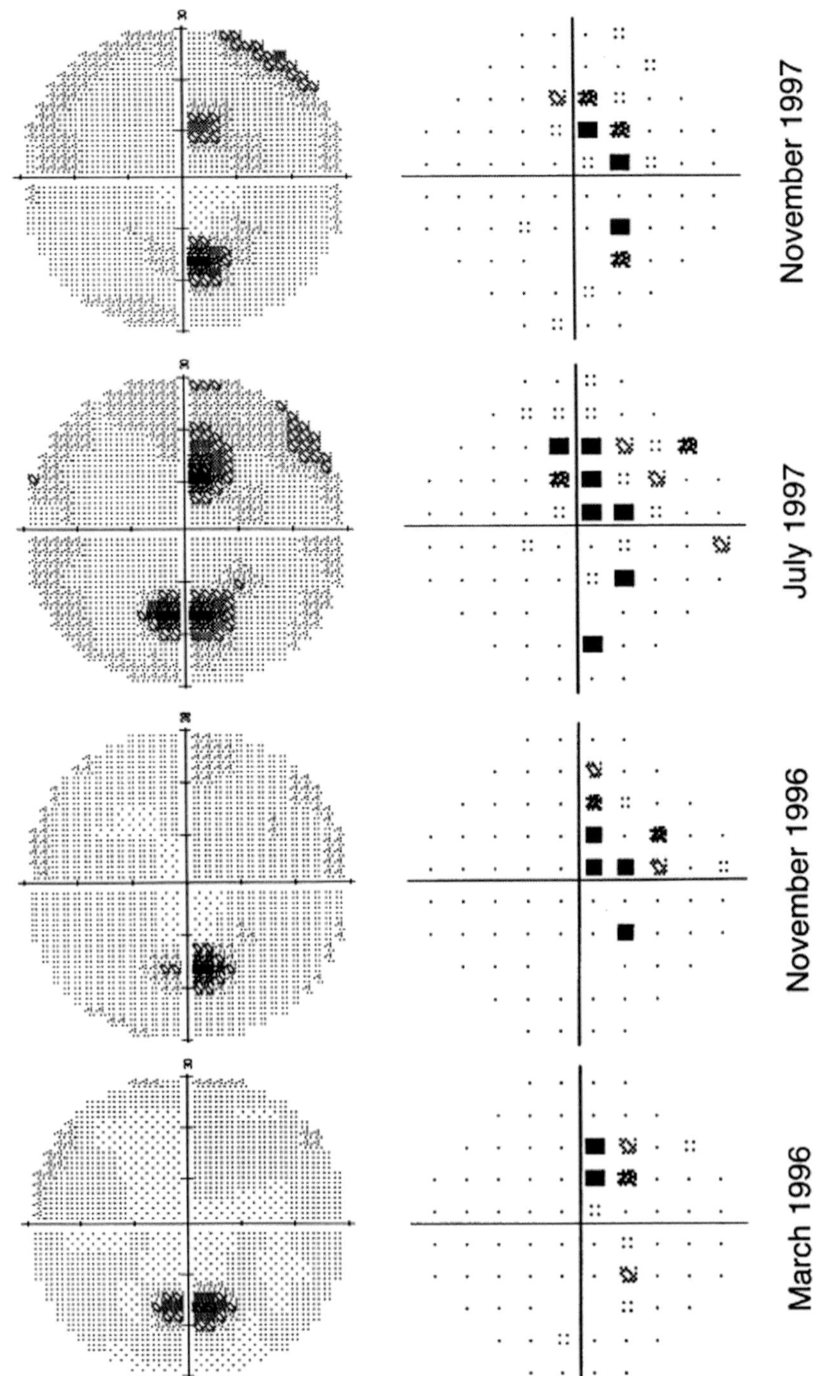

图 1 目前有许多工具都可对 SAP 视野检测结果进行计算机分析。本图就是一个例子，概率图比灰阶图更早地明确发现青光眼早期视野缺损

5% 受试者出现青光眼损害的征象。因此，每年每眼发生视野缺损的发生率大约为 1/2%，换言之，每个检查中发生任何青光眼损害的真正发生率是 1/4%。所以，出现最初的视野缺损检查特异性变低，大部分被阅读中心判为病理性的视野在重复试验中不能得到证实的情况并不让人惊讶。只有特异性达到 99% 以上才可能避免以上情况的出现，而即使参照保守估计标准很少检查有如此高的特异性。青光眼临床治疗的情况大相径庭，大多数患者在初诊时往往已经有非常明确的青光眼损害，而且青光眼早期诊断研究（EMGT）从 33 000 例患者筛查出的 402 例初诊患者试验组中，我们发现先前未发现的青光眼的平均损害表现出明显的病损（双侧青光眼患者中位数 MD＝−8.0dB，−11.5dB）[2]。多个临床试验认为青光眼进展的早期标志必须建立在重复试验的基础上，而且已制定合适的解释标准（参阅下文）。

能被发现的最小青光眼性损伤是什么？

对人类青光眼眼库中的眼睛进行眼神经节细胞计数很有价值，由于 SAP 视野检查提示统计学上有意义的局部盲点（$P<0.5$）与局部神经节细胞缺损达 29% 有关。这些眼睛的整个视网膜的神经节细胞缺失总数平均在 10.2%[3]，这个值远低于 50% 神经节细胞缺失值，该值与接受手动视野检查的青光眼的早期评估相关[4]。

在猕猴中进行视野检查发现，无论 SAP 还是单色视野检查中视敏度和神经节细胞缺损程度并非成比例的关系[5]。从图像视网膜电图 SAP 和视神经地形图 SAP 的比较中发现一个连续的结构 - 功能关系，提示功能保存的印象来自于视野的对数（dB）标度[6]。这些发现可能暗示着能被发现的最小的青光眼损害可能仅仅是一个与当前版本的 SAP 有关的正常范围的功能表现。因此，检查算法可能可以进一步缩小正常范围，进而可能提高对发现损害的敏感性。另外，可以更精确地对比基线数据和随访情况的检查 / 分析方法可能为发现极早期青光眼带来希望。

多个报告指出 SWAP 可在 SAP 之前更早发现青光眼视野缺损，但这块领域还需更多的研究。与 FDT 比较的结果是有争议的；例如，有文献认为 FDT 可能是一个青光眼早期探测器，但也有文献持相反观点。

对于发现早期、中期、进展期青光眼损害，当前版本的 SAP 的敏感性 / 特异性如何？

在早期、中期、进展期青光眼损害中，阈值 SAP 敏感性的评估取决于疾病的定义，并且因 SAP 通常被纳入该病的定义中而显得复杂。以前提到的组织学的研究可能被理解为暗示或支持发现早期青光眼的敏感性[3]，该期患者局部神经节细胞缺失29%与局部视野缺损相关，这与规范性限度密切相关（$p<0.5\%$）。

青光眼各期敏感性和特异性高低取决于各期的定义，而且决定于解释标准。青光眼中期可出现极高敏感度联合高度特异性；在进展期，可出现极高敏感度和极高特异性的联合。在青光眼早期（仅有视乳头出血），所有功能性方法可能得出阴性的结果，所有结构性的方法结果通常是阴性。

SAP评估青光眼进展的敏感性/特异性如何？

在重复检查中，视敏度下降区域检查位点阈值可变性的增加使评估青光眼进展变得复杂。目前有多种不同的评估进展的方法，如趋势分析法采用逐点的线性回归；事件分析法，将青光眼进程定义为视野变化大于预期的基线的随机变化，这些方法均将可变性考虑在内。通过应用这些特定标准[7,8]，使青光眼的进展的评估具有高敏感性和高特异性。在EMGT中，SAP青光眼进展早于视乳头损伤进展的发生[9]，并且在绝大多数眼中SAP可持续监测青光眼进展。

SAP的敏感性

与OHTS受试对象相同，读片中心使用高质量的立体照片筛查一组正常视野和视乳头的青光眼疑似病例，可能可以较早发现早期青光眼[10]。然而，我们也必须承认并非所有的视乳头检查结果都是正确的，在较长时间的随访后应该不间断地汇报和比较视乳头和视野检查结果。眼底照相经常被广泛地、错误地认为不受变化的影响。Funk等人最近发表了一个在青光眼随访过程中非常有趣的SAP和HRT的比较[11]。他们的结论很简单，但却传达了一个重要的信息："HRT参数的长期变化和视野参数的长期变化不相上下。由于人们普遍认为，在得出临床结果之前，视野检查应至少有一次或两次出现同样的变化趋势，HRT检查结果也是如此。"

OHTS视乳头分析的敏感性基于和基线照相的比较。我们比较闪光计时器照相和SAP检测高风险高眼压症患者，具体定义为高眼压而视野正常（但其中部分眼开始已有可疑的视乳头损害）。在此项研究中，视野缺损和视乳头地形图改变通常在同一时间发现，在131只患眼中仅有1只眼出现了不伴有视乳头解剖学改变的视野缺损，另一方面，不伴有视野改变的视乳头损害发生在131只眼中的2只[12]。在更多的临床情况下，由于没有基线数据，主观的视乳头分析结果多不尽如人意。因此，我们发现SAP对于明确且测量重复性好的视野缺损的平均敏感度为76%，而在最低四分位数的视乳头大小的患眼中，敏感性仅有58%[13]。

目前专家在评估青光眼进展的标准上没有达到绝对的一致，而这样的标准可以且需要进一步发展。在定义视野检查节点方面有很多经验，例如来源于 AIGS，CNTGS，CIGTS 和 EMGT 研究的数字化、非主观的判断标准。在研究中运用的标准有相似之处，并产生了有针对性的结果。比起以 dB 变化或普通概率图的得分变化为基础的方法，变化概率图可能提供更高的敏感性。当然也有可能为满足个别患者 / 医师的需要而重新定制标准。为使这些定制的标准对执业眼科医师有所帮助，需要同时提供视野计。

已有研究

比起其他普遍使用的青光眼诊断手段，SAP 被研究得更加广泛。迄今为止，针对这个检查方法有数千篇论文发表在 Medline 上。

证据的强度如何？

SAP 的敏感性和特异性取决于分析的标准和研究对象。因此，这样的数据无法直接与用其他方法对其他研究对象所获得的结果作比较。有力的证据表明，在发现青光眼损害方面，SAP 比手动的视野检查更敏感。也有有力的证据表明，在检查算法中 SAP 的敏感性和特异性存在差异。

生活质量与 SAP

患者的生活质量似乎更受对青光眼结局恐惧心理的影响，而不是疾病本身[14]。因此，不应该仅依据模糊的证据作出青光眼的诊断，若我们更多地使用特异性较低的设备，或者我们仅依据一个阳性检查结果（当其他检查结果为阴性时）便确诊青光眼，这将有损患者的生活质量。很少有患者真正得益于极早期的青光眼诊断，我们不应承认患者假阳性的诊断，除了需要极早期诊断的患者[15]。然而，我们可以用一个 SAP 的阴性检查结果告知患者他们没有明显的青光眼，患者可能从中找到安慰，从某种程度上，这并不损害患者的生活质量。

频繁进行视野检查（在确诊青光眼的前两年，为了评估青光眼的发展速度）可能有益于患者的生活质量，由于这样我们可能就避免了病变初期的过度治疗，与此同时，我们能够保证患者的青光眼早期进展能够被及时发现，以便我们在需要的时候加强治疗。频繁的 SAP 检查可以识别疾病早期的进展，可识别在 EMGT 中不超过 2dB 的恶化[8]。相反的，当一个患者在长期随访中，SAP 检查结果处于稳定或基本稳定状态，那就无需进一步进行频繁的视野检查，除非患者的眼内压大幅度变化。在10年的随访后，很可能每1～2年应该进行1次SAP检查，但在疾病的前两年每年大约要做3次SAP检查。

SAP的优点与缺点

优点

- SAP广泛使用于世界各地
- SAP是标准规范的
- SAP被深入广泛研究，比其他视野检查技术拥有更丰富的经验
- 医务人员普遍接受并能比较好地理解SAP；眼科医师根据视野缺损的形状和位置能够区分非青光眼导致的视野缺损
- 被广泛接受和使用的操作工具
- 检查时间短
- 适用于大多数青光眼患者，同样也适用于伴随白内障的患者
- 出现临床上无效或误导的检查结果，或者遇到无法进行检查的患者的百分比不高
- SAP可由仅受过有限培训的人员来执行
- SAP是无创的，且没有扩张的需要；也没有安全问题
- 检查结果对评估视力残疾和青光眼盲具有指导意义

缺点

- 如果应用过期的检查策略，SAP相对比较耗时
- SAP经常不能诊断早期青光眼，而SWAP经常作为早期青光眼的探测器
- 没有得到正确指导和监测的患者，其检查结果可能是无用或误导性的

应用价值

假如仅有一种功能性检查可用，SAP无疑是更可取的检查技术，因为它可以用于青光眼的诊断、随访，还有视力残疾的评估。SAP可能是唯一一项被研究得如此频繁的功能性检查，关于随访，根据文献报道的数据，可以发布针对SAP的说明和用法的一般建议。

应用于筛查的可能性

若筛查的目标是检测早期到中期视觉损害而不是非常早期的病变，SAP应用于筛查的潜能很大。目前许多最初为临床所设计的筛查项目都是与阈值相关

的。筛查的水平是根据一些原始检查的阈值测定或者是年龄校正后的正常值参考范围来设立的。对于人群筛查来说，更简单的检测方法会更好，比如研究出年龄校正后的正常界限。一个使用更少检查点的快速检测策略也许会更好。

(朱益华 译)

参考文献

1. Heijl A, Lindgren A, Lindgren G: Test-retest variability in glaucomatous visual fields. Am J Ophthalmol 1989;108-130-135.
2. Grødum K, Heijl A, Bengtsson B: A comparison of glaucoma patients identified through mass screening and in routine clinical practice. Acta Ophthalmol Scand 2000;80:627-631.
3. Kerrigan-Baumrind LA, Quigley HA, Pease ME, Kerrigan DF, Mitchell RS: Number of ganglion cells in glaucoma eyes compared with threshold visual field tests in the same persons. Invest Ophthalmol Vis Sci 2000;41:741-748.
4. Quigley HA, Addicks EM, Green WR: Optic nerve damage in human glaucoma. III. Quantitative correlation of nerve fiber loss and visual field defect in glaucoma, ischemic neuropathy, papilledema, and toxic neuropathy. Arch Ophthalmol 1982;100:135-146.
5. Harwerth RS, Carter-Dawson L, Shen F, Smith EL 3rd, Crawford ML: Ganglion cell losses underlying visual field defects from experimental glaucoma. Invest Ophthalmol Vis Sci 1999;40:2242-2250.
6. Garway-Heath DF, Holder GE, Fitzke FW, Hitchings RA: Relationship between electrophysiological, psychophysical, and anatomical measurements in glaucoma. Invest Ophthalmol Vis Sci 2002;43:2213-2220.
7. Crabb DP, Fitzke FW, McNaught A, Edgar DF, Hitchings RA: Improving the prediction of visual field progression in glaucoma using spatial processing. Ophthalmology 1997;104:517-524.
8. Heijl A, Leske MC, Bengtsson B, Bengtsson B, Hussein M: Early Manifest Glaucoma Trial Group. Measuring visual field progression in the Early Manifest Glaucoma Trial. Acta Ophthalmol Scand 2003;81:286-93.
9. Heijl A, Leske MC, Bengtsson B, Hyman L, Bengtsson B, Hussein M: Early Manifest Glaucoma Trial Group. Reduction of intraocular pressure and glaucoma progression. Results from the Early Manifest Glaucoma Trial. Arch Ophthalmol 2002;120-1268-1279.
10. Kass MA, Heuer DK, Higginbotham EJ, Johnson CA, Keltner JL, Miller JP, Parrish RK 2nd, Wilson MR, Gordon MO: The Ocular Hypertension Treatment Study: a randomized trial determines that topical ocular hypotensive medication delays or prevents the onset of primary open-angle glaucoma. Arch Ophthalmol 2002;120:701-713.
11. Funk J, Mueller H: Comparison of long-term fluctuations: laser scanning tomography versus automated perimetry. Graefe's Arch Clin Exp Ophthalmol 2003;241:721-724.
12. Heijl A, Bengtsson B: Diagnosis of early glaucoma with flicker comparisons of serial disc photographs. Invest Ophthalmol Vis Sci 1989;30(11):2376-2384.
13. Heijl A, Mölder H: Optic disc diameter influences the abitlity to detect glaucomatous disc damage. Acta Ophthalmol (Kbh) 1993;71:122-129.
14. Odberg T, Jakobsen JE, Hultgren SJ, Halseide R: The impact of glaucoma on the quality of life of patients in Norway. I. Results form a self-administered questionnaire. Acta Ophthalmol Scand 2001;79:116-120.
15. Heijl A: Delivering a diagnosis of glaucoma: are we considering the patient or only his eyes? Acta Ophthalmol Scand 2001;79:107.

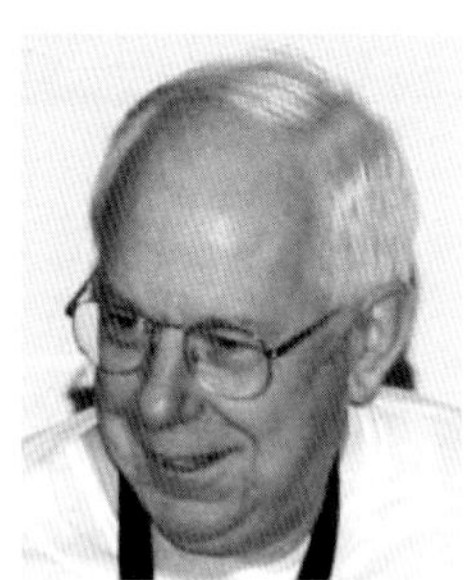
Douglas R. Anderson

第13章 对标准自动视野检查的评论Ⅰ

Douglas R. Anderson

事实上标准自动视野检查(SAP)就是标准。几乎每个青光眼或者疑似青光眼的患者要在电脑协助下经历一次检查，来确定在白色背景下固定的白光刺激的能见度阈值，同时这个检测也可以提供一份原始的统计分析结果。针对一些临床目标，更新的诊断方法可能最终被证实比SAP更好，但SAP有着最长的应用记录。所有临床医生都十分熟悉SAP，他们了解SAP常见的假象以及误区。相对于其他方法，更多证据证实SAP中辅助临床决策的数学分析的有效性。当多名医生参与同一患者诊治时，患者信息容易在医生间以一种统一的格式得到传递。

相对标准化导致了只有少数自动化视野计仍然受欢迎。检查的结果相似，本质上是可以比较的，尽管数量上不尽相同。由于每个公司都做了仪器改进，导致在同一台机器上做了视野比较，也可能因检查算法不同，而结果不同，所以操作时应多加注意。

SAP有两个用途：一个是诊断，主要取决于记录的正常变异的范围。诊断结论不仅仅依靠器械，同时也取决于应用的标准。如果一个量化的指标或者特征在未患病人群中出现频率不高，那么它可以代表患病人群。一个更好的方法是确定具有特殊发现的青光眼患者的比例，但是否将轻度或者新发患者列入参考人群仍是一个未解决的挑战。当青光眼损害刚刚开始时，区分早期病变患者与正常人群中变异个体是十分困难的。

SAP第二个用途是监测患眼病情的进展。在这方面，它与正常值是没有关系的。重要的是重复测验的性质和一致性。由于无法识别的检查错误或假象，在跟踪检查中几乎所有变化都可能随机发生，因此重复检查或者发现确凿的临床证据是必要的。

在SAP和其他技术上，青光眼表现因人而异。当青光眼发生或者进展时，某个患者可能表现为这个特征，而另外一个患者最早和主要的青光眼特征完全不同。为了记录所有患者的异常或改变，研究者不得不去探索更多检查方法和标准以发现最具有决定性的检查方法。

最后，因为诊断性检查的目标是检测和突出微妙的异常或最小的疾病进展，检查结果可能与视觉症状或对日常活动的影响相关性不高。特别是0dB敏感度阈值可能是或可能不是完全失明的定位标志。在灰度级的显示上，视野上大范围可能为完全黑暗，但是仍有部分范围有指数的视力。在这些情况下，病人可能可以发现周边环境事物，当他们行走时不会撞上物体或者他人。相比之下，当一个小的但不深的缺损正好位于固视点下方时会给阅读造成很大困扰。

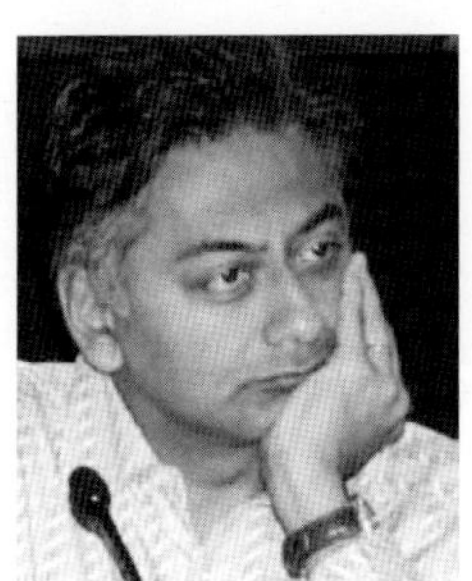

Balwantray C. Chauhan

第14章　对标准自动视野检查的评论Ⅱ

Balwantray C. Chauhan

传统的标准自动视野检查（SAP）是最常用的青光眼等眼部疾病的视野检测技术。SAP 是在运用 Goldmann、Tübingen 和其他参数的动态视野检查和手动静态视野技术数十年的基础上发展形成的。现代阈值估算法大大减少了检查时间，过长检查时间曾是 SAP 和其他视野检查的一个主要障碍。

不仅在疾病发生阶段还是在进展阶段，临床和科学证据显示视乳头和（或）视网膜神经纤维层（RNFL）结构变化和 SAP 的结果不一致。从这些观察中提出的问题是在检测疾病最早期的功能变化时 SAP 是否有效。在科学研究（见本书 Chauhan 论述部分）上比较视野和视乳头和（或）RNFL 的变化时存在着一些问题。然而，直接比较最早的青光眼性视野缺损及进展的检测方法可能更具有可行性。

到目前为止，比较 SAP 和其他检测方法的纵向研究数量有限。后者包括短波长自动视野计（SWAP），高通量分辨视野计（HRP）和模式识别视野计（PDP）。而这些前瞻性研究有一些局限性，来自两个独立研究中心的证据表明 SWAP 检测视野损害[1,2]和病变进展[3]早于 SAP[4]。同样的，HRP 检测病变进展也早于 SAP。但是，PDP 检测疾病进展晚于 SAP[5]。有趣的是，在另外的研究里，激光断层扫描（SLT）检测到的变化频率比 SAP 两倍还多，但仍不能早于 SAP 发现病变进展[6]。这些发现反映了关于不同检测技术相互关联困难的一种处境。在结构和功能检查之间进行比较时，这个问题更为明显。

研究表明，在非传统视野计技术的基础上进行临床干预，使用非 SAP 技术监测功能性青光眼损害及疾病进展对病人来说是更有利的。即使证据缺乏，检测青光眼及其进展的新技术仍是有用的。确实，目前一些证据证明一些技术是可信的，SAP 很可能在发现早期青光眼的功能损害上不够敏感。虽然 SAP 仍会继续用于临床实践中，学者也应该致力于寻找新的方法来分析数据，不仅仅是通过 SAP，同时也要通过其他检测技术。

（朱益华 译）

参考文献

1. Sample PA, Taylor JD, Martinez GA et al: Short-wavelength color visual fields in glaucoma suspects at risk. Am. J. Ophthalmol 1993;115(2):225-233.

2. Johnson CA, Adams AJ, Casson EJ, Brandt JD: Blue-on-yellow perimetry can predict the development of glaucomatous visual field loss. Arch. Ophthalmol 1993;111(5):645-550.
3. Johnson CA, Adams AJ, Casson EJ, Brandt JD: Progression of early glaucomatous visual field loss as detected by blue- on-yellow and standard white-on-white automated perimetry. Arch Ophthalmol 1993;111(5):651-656.
4. Chauhan BC, House PH, McCormick TA, LeBlanc RP: Comparison of conventional and high-pass resolution perimetry in a prospective study of patients with glaucoma and healthy controls. Arch Ophthalmol 1999;117(1):24-33.
5. Ansari I, Chauhan BC, McCormick TA, LeBlanc RP: Comparison of conventional and pattern discrimination perimetry in a prospective study of glaucoma patients. Invest Ophthalmol Vis Sci 2000;41(13):4150-417.
6. Chauhan BC, McCormick TA, Nicolela MT, LeBlanc RP: Optic disc and visual field changes in a prospective longitudinal study of patients with glaucoma: comparison of scanning laser tomography with conventional perimetry and optic disc photography. Arch Ophthalmol 2001;119(10):1492-9.

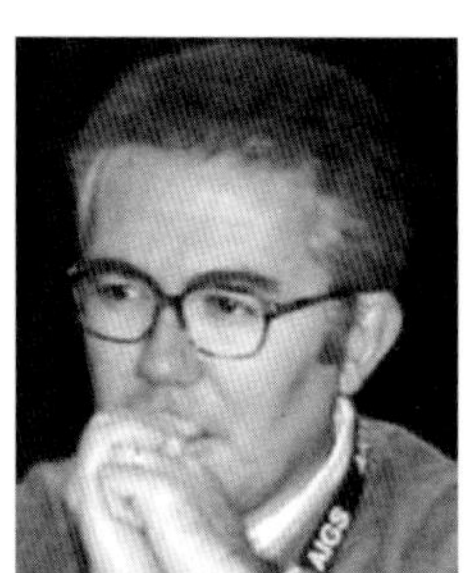

Stefano Miglior

第 15 章　对标准自动视野检查的评论Ⅲ

Stefano Miglior

基于标准自动视野计（SAP）的视野检查已经成为定义原发性开角型青光眼（POAG）的一种参考性的检查。在第一个 Octopus 视野计被推出的 20 多年后的今天，SAP 检查在 POAG 的诊断和随访上仍是十分必要的。

原因包括：① SAP 在眼科界被普通接受；②更好理解原发性开角型青光眼患者的视功能损害；③可重复性高（一旦患者受到良好训练）；④保持 POAG 患者随访过程中检测的高敏感性和高特异性。此外，SAP 所检测到的视野改变是作为评估其他最新引进的检测和随访 POAG 临床方法的金标准。

尽管青光眼专家在评价 SAP 视野结果上有较多的经验和较高的满意度，SAP 仍然存在局限性，特别是在早期诊断上。一些有力的观察研究表明 SAP 在辨别早期视网膜神经纤维层（RNFL）丢失及早期视乳头改变上缺乏敏感性。此外，在识别早期青光眼的功能改变上 SAP 较短波视野计（SWAP）敏感性差。当对 SAP 使用不当时检查结果差强人意，同时对视野结果的解读将不准确。事实上，它的一些限制因素往往被低估：如学习效果；可靠性；长期波动；不断变化的可重复性。

最近的研究表明，倍频技术（FDT）的敏感性也高于 SAP。SAP 在早期诊断原发性开角型青光眼（POAG）的局限性有相关的临床效应，OHTS 和 EMGT 研究均表明早期发现 POAG 可能在长期预防 / 治疗上有一定有利的影响。SAP 除了在早期青光眼诊断上存在局限性，还有在早期 POAG 视野异常的定义上存在争议。不幸的是，由于 POAG 往往是在 SAP 异常的基础上定义，这可能会限制 SAP 及其他新技术（图像和功能分析）在临床诊断 POAG 的可靠性。即使 SAP 在早期诊断上有诸多局限，但 SAP 对于随访还是很有必要的，它在进展期青光眼的临床诊治中占据越来越重要的地位。

因此，SAP 检查在 POAG 相关的视觉功能改变上仍具有参考价值。虽然它在早期诊断上具有局限性，但在 POAG 的长期监测上仍具一定价值。

（朱益华 译）

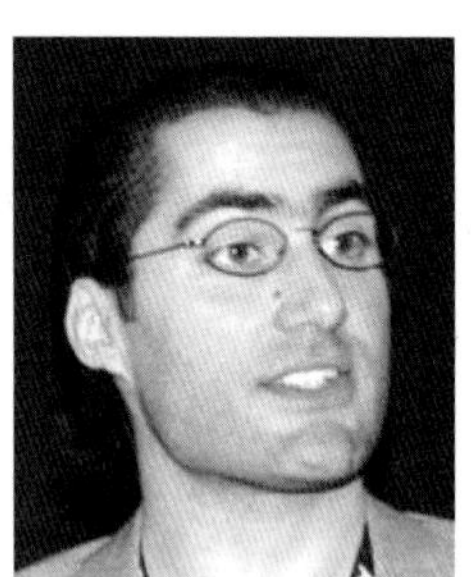

Shaban Demirel

第 16 章　短波长自动视野检查（SWAP）

Shaban Demirel，John Flanagan，Pamela Sample

摘要

- 相对于 SAP 而言，短波长自动视野检查（SWAP）更易受视网膜前因素影响，结果变异性大（在同一受检者和同一受检人群），且就目前使用情况而言比 SAP 检查需要更长的时间。
- 尽管有这些限制，仍有证据和共识表明 SWAP 比 SAP 能够更早期发现青光眼。
- 一些证据表明无 SWAP 缺损对于青光眼具有良好的阴性预测价值。
- 按照目前的配置，SWAP 不太可能是主要的检查模式，但它的快速阈值算法（SITA SWAP）可能更具有临床吸引力。
- 仍需纵向研究检查 SWAP 随访青光眼患者至中期 / 进展期的可靠性，其筛选模式的使用也如此。

方法

短波长自动视野检查（SWAP）是一种“是或非”的检测方法。在大多数方面，SWAP 具有与标准自动视野检查（SAP）类似的管理方式。多数研究都采用全阈值或 FASTPAC 阈值算法使用 SWAP[1]，但它也被用做一种筛查检查[2]。一种快速阈值算法（SITA SWAP）最近已有描述[3]，即将发行。

运行机制 / 如何工作?

SWAP 评估短波长敏感（SWS）通路的功能，该通路是由 S- 视锥细胞，S- 锥双极细胞，蓝 - 黄视网膜神经节细胞和其上游的皮层处理部分组成。这是通过测量呈现在明亮黄色宽带背景中（$100cd/m^2$）相对较大的（Goldmann size V）窄带短波长刺激（以 440nm 为中心）的阈值来完成的[4]。这种背景减少了视杆细胞，中波长敏感视锥细胞和长波长敏感视锥细胞的敏感性，从而有利于检测 S- 视锥细胞的刺激反应（见图 1）。目前仍不清楚检查 SWS 通路会发现早期青光眼视功能损害的原因，似乎 SWAP 与 SAP 监控同一疾病[5]。对此已提出数个候选假设[6~8]。

仪器

SWAP 使用的仪器和程序与 SAP 相同。刺激和背景的设置中会用到不同颜色的过滤器以及不同的背景强度[4]。

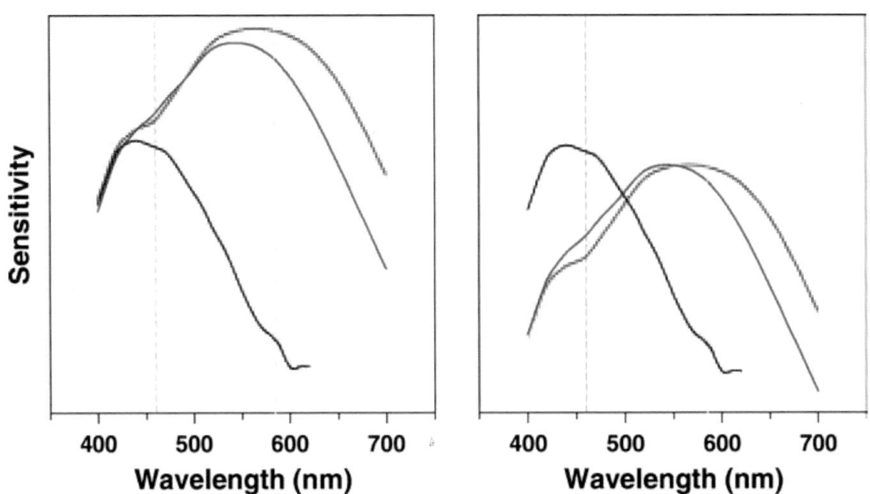

图 1　左图显示了在昏暗的中性照明背景（同标准自动视野检查中的背景）下，长波长敏感视锥细胞（红色曲线）、中波长敏感视锥细胞（绿色曲线）和短波长敏感视锥细胞（蓝色曲线）的相对敏感性。可以看出，l 和 m 视锥细胞比 S 视锥细胞对短波长（蓝色垂直虚线）更敏感。右图显示了在 SWAP 的亮黄色背景下，l 和 m 视锥细胞的敏感性被降低，使得 s 视锥细胞对短波长的刺激更敏感

缺陷和局限性

SWAP 检查的局限性在于具有相对较大的变异性，同时视网膜前的光线吸收对检查结果有相对较大的影响。相较于 SAP，晶状体变黄、光散射[9, 10]和黄斑区色素沉着在人群中的差异[11]使得正常范围扩大。通过 SWS 通路介导的视觉功能似乎有更大的短期和长期的视觉心理变异[1, 12~14]。视网膜前光线吸收的影响往往是弥漫性的，或局限于黄斑区。这些因素的存在使得无需多加考虑 SWAP 总偏差值。由于视网膜前因素的影响，SWAP 难以检测弥漫性青光眼损伤。为了更好地诠释 SWAP 的结果，应做晶状体密度测量[1, 15~18]。另外，重点可以放在不对称指标上，例如青光眼半视野检查（GHT）[19, 20]。

青光眼患者获得满意结果的百分比

文献查找无相关数据。但是,可以预见到对于进展期青光眼和并存严重白内障的青光眼患者,SWAP 提供令人满意的检查结果的可能性较少[21]。

已有研究

许多调查 SWAP 的研究已出版。已有相关颜色机制和隔离量的实验室科学数据[4, 22~26]。着眼于 RGC 损失对 SWAP 阈值的影响的非人灵长类动物研究已有出版[27]。有关学习效应、视网膜前光线吸收影响以及白内障的调查研究也可查阅[9~11, 28, 29],SWAP 短期和长期结果可靠性的研究也有[1, 12, 14, 30, 31]。检测 SWAP 的性能相比其他形式的视野检查技术(SAP,HRP,运动,闪烁和 FDT)[5, 32~46]和电生理技术(PERG)[4]的前瞻性横断面和纵向临床科学研究也可查阅到。SWAP 和非视觉 / 结构指标的青光眼视野缺损(HRT,SLP,立体神经乳头照相,RNFL 照相和临床医师评估)之间的比较已有报道[17, 42, 47~56]。检测 SWAP 确定青光眼进展能力的研究也已有报道[33, 35]。

证据的级别

(见 Finnish Guidelines,Acta Opthalmologica 81:3,2003)

大部分 SWAP 相关证据是 B 级证据。有一些研究是 C 级和 D 级证据。总体来说,关于 SWAP 的研究是具有较多受试者的对照研究,其中很多研究是具有前瞻性研究。许多国家的独立实验室和研究人员都报道了相同的发现。许多关于 SWAP 的研究缺乏一个非功能性的分类,即检查结果是基于另一个功能检查受试者的分类来进行解读。

可重复性

SWAP 相对于 SAP 而言稳定性较差,无论是短期和长期内的个体自身波动,还是群体内个体间的变异性都较大[1, 12, 14, 30, 31]。即使是在考虑到视网膜前因素影响的情况下,SWAP 似乎有一个与年龄相关的更迅速的敏感度下降[57]。

对早中晚期青光眼以及评估进展的敏感性 / 特异性

在严格的标准下,SWAP 具有良好的敏感性和特异性[58, 59]。许多研究不会依据疾病的严重程度进行分层诊断。据报道，对早期损害检测的敏感性和特异性高达 90%。一项研究报告显示 SWAP 检测青光眼的早期敏感度比 SAP 中低[60]。研究报道显示往往与 SAP 检测正常神经一样，SWAP 检测异常神经的敏感性波动在 18%～74% 的范围内，主要取决于受试人群和检测所应用的标准。

眼内压的变化、屈光介质和屈光状态的影响

有证据表明，非对称眼压（IOP）对于 SWAP 的影响类似于其对 SAP 的影响[61]。屈光介质对 SWAP 影响的作用已经得到很好的研究。一般来说，更致密或更黄色的屈光介质介可广泛减少 SWAP 阈值并限制机械隔离作用。屈光性模糊似乎对 SWAP 造成的影响不大，即高达 8D 的模糊仅可导致很小的阈值变化（约 2dB）[62]。色差会导致最佳 SWAP 屈光值相较于 SAP 最佳屈光值相差近负 1D。

仪器使用环境或设置类型

物理上，SWAP 需要一个适度黑暗的环境能有效地运行。它适用于为轻度青光眼患者提供额外的信息或为可疑青光眼患者进行检查。SWAP 目前不应是全科医生的检查工具，它在专科医生手中或是设施更加齐全的医疗机构中才更有价值。它可以用来帮助执业医生发现哪些患者为可能发展为青光眼的高危人群或者哪些青光眼患者的病情最可能会进一步发展。因此它可以帮助确定谁应该开始治疗或谁需要更积极的治疗。

结论

实验室科学和临床科学已经对 SWAP 进行了详尽的研究。研究结论可以概括如下：无论是对单个患者而言还是对人群而言，SWAP 结果都比 SAP 更不稳定；尽管 SWAP 有更大的可变性，但是反复多次 SWAP 检查显示，SWAP 在较多患者中较 SAP 更早发现青光眼损害；可在图上显示的 SWAP 缺损显示了对未来 SAP 缺损的高预测能力；虽然这点仍然具有争议性，SWAP 检查可能会比 SAP 显示更早期的进展证据；SWAP 检查的结果比 SAP 更可能将视神经乳头和视网膜神经纤维层早期微妙的病变反映出来，尤其是在青光眼疾病的早期。

应用于何时、何处

SWAP 应运用于专科医生手中或是设施更加齐全的医疗机构，为可疑青光

眼患者和青光眼高危人群提供额外的信息。由于 SWAP 较短的检查时间和更少的变量算法(SITA SWAP)使得 SWAP 起到主要作用。

尚未解决的问题

首先，SWAP 筛查算法的使用。尽管随着更快阈值算法的出现，这可能是一个不太紧迫的问题。只有纵向研究可以解决无青光眼性视神经病变的 SWAP 缺损或 SAP 缺损是否能够预测未来青光眼的问题。另一个尚未解决的问题是 SWAP 是否具有充足的机械隔离来提供替代性青光眼病变分析，虽然有证据显示 SWAP 隔离可能仅适用于中期甚至严重的疾病。

需要进行的研究

需要进一步研究 SWAP 量化青光眼进展的能力以及 SWAP 的标准化数据库，尤其是针对视网膜中央 10° 范围内。

(朱益华 译)

参考文献

1. Wild JM, Cubbidge RP, Pacey IE, Robinson R: Statistical aspects of the normal visual field in short-wavelength automated perimetry. Invest Ophthalmol Vis Sci 199839:54-63.
2. Maeda H, Tanaka Y, Nakamura M, Yamamoto M: Blue-on-yellow perimetry using an Armaly glaucoma screening program. Ophthalmologica 1999;213:71-75.
3. Bengtsson B: A new rapid threshold algorithm for short-wavelength automated perimetry. Invest Ophthalmol Vis Sci 2003;44:1388-1394.
4. Sample PA, Johnson CA, Haegerstrom-Portnoy G, Adams AJ: Optimum parameters for short-wavelength automated perimetry. J Glaucoma 1996;5:375-383.
5. Demirel S, Johnson CA: Incidence and prevalence of short wavelength automated perimetry deficits in ocular hypertensive patients. Am J Ophthalmol 2001;131:709-715.
6. Kalloniatis M, Harwerth RS: Modelling sensitivity losses in ocular disorders: colour vision anomalies following intense blue-light exposure in monkeys. Ophthalmic Physiol Optics 1993;13:155-167.
7. Kalloniatis M, Harwerth RS, Smith EL 3rd, DeSantis L: Colour vision anomalies following experimental glaucoma in monkeys. Ophthalmic and Physiological Optics. 1993;13:56-67.
8. Johnson CA. The Glenn A. Fry Award Lecture. Early losses of visual function in glaucoma. Optometry Vis Sci 1995;72:359-370.
9. Moss ID, Wild JM, Whitaker DJ: The influence of age-related cataract on blue-on-yellow perimetry. Invest Ophthalmol Vis Sci 1995;36:764-773.
10. Moss ID, Wild JM: The influence of induced forward light scatter on the normal blue-on-yellow perimetric profile. Graefe's Arch Clin Exp Ophthalmol 1994;232:409-414.
11. Wild JM, Hudson C: The attenuation of blue-on-yellow perimetry by the macular pigment.

Ophthalmology 1995;102:911-917.
12. Kwon YH, Park HJ, Jap A, Ugurlu S, Caprioli J: Test-retest variability of blue-on-yellow perimetry is greater than white-on- white perimetry in normal subjects. Am J Ophthalmol 1998;126:29-36.
13. Blumenthal EZ, Sample PA, Zangwill L, Lee AC, Kono Y, Weinreb RN: Comparison of long-term variability for standard and short-wavelength automated perimetry in stable glaucoma patients. Am J Ophthalmol 2000;129:309-313.
14. Hutchings N, Hosking SL, Wild JM, Flanagan JG: Long-term fluctuation in short-wavelength automated perimetry in glaucoma suspects and glaucoma patients. Invest Ophthalmol Vis Sci 2001;42:2332-2337.
15. Johnson CA, Howard DL, Marshall D, Shu H: A noninvasive video-based method for measuring lens transmission properties of the human eye. Optometry Vis Sci 1993;70:944-955.
16. Bosem ME, Sample PA, Martinez GA, Lusky M, Weinreb RN: Age-related changes in the human lens: a comparison of Scheimpflug photography and lens density index. J Cataract Refract Surg 1994;20:70-73.
17. Teesalu P, Vihanninjoki K, Airaksinen PJ, Tuulonen A: Hemifield association between blue-on-yellow visual field and optic nerve head topographic measurements. Graefe's Arch Clin Exp Ophthalmol 1998;236:339-345.
18. Teesalu P, Airaksinen PJ, Tuulonen A: Blue-on-yellow visual field and retinal nerve fiber layer in ocular hypertension and glaucoma. Ophthalmology 1998;105:2077-2081.
19. Sample PA, Martinez GA, Weinreb RN: Short-wavelength automated perimetry without lens density testing. Am J Ophthalmol 1994;118:632-641.
20. Hudson C, Flanagan JG, Turner GS, Chen HC, Young LB, McLeod D: Short-wavelength sensitive visual field loss in patients with clinically significant diabetic macular oedema. Diabetologia 1998;41:918-928.
21. Sample PA, Plummer DJ, Weinreb RN: Standard achromatic perimetry vs. short-wavelength automated perimetry for following glaucoma. In: Krieglstein GK (ed) Glaucoma Update V, pp 197-204. Berlin: Springer-Verlag 1995
22. Sample PA, Weinreb RN, Boynton RM: Acquired dyschromatopsia in glaucoma. Surv Ophthalmol 1986;31:54-64.
23. Sample PA, Weinreb RN, Boynton RM: Isolating color vision loss of primary open angle glaucoma. Am J Ophthalmol 1988;106:686-691.
24. Hudson C, Wild JM, Archer-Hall J: Maximizing the dynamic range of the Humphrey Field Analyzer for blue-on- yellow perimetry. Ophthalmic Physiol Optics 1993;13:405-408.
25. Demirel S, Johnson CA: Isolation of short-wavelength sensitive mechanisms in normal and glaucomatous visual field regions. J Glaucoma 2000;9:63-73.
26. Cubbidge RP, Wild JM: The influences of stimulus wavelength and eccentricity on short-wavelength pathway isolation in automated perimetry. Ophthalmic Physiol Optics 2001;21:1-8.
27. Harwerth RS, Carter-Dawson L, Shen F, Smith EL 3rd, Crawford ML: Ganglion cell losses underlying visual field defects from experimental glaucoma. Invest Ophthalmol Vis Sci 1999;40:2242-2250.
28. Wild JM, Moss ID: Baseline alterations in blue-on-yellow normal perimetric sensitivity. Graefe's Arch Clin Exp Ophthalmol 1996;234:141-149.
29. Wild JM: Short wavelength automated perimetry. Acta Ophthalmol Scand 2001;79:546-559.
30. Sample PA, Weinreb RN: Variability and sensitivity of short wavelength color visual fields in normal and glaucoma eyes: noninvasive assessment of the visual system. Optical Soc Am Technical Digest Series, Washington DC, 292-295, 1993
31. Wild JM, Moss ID, Whitaker D, O'Neill EC: The statistical interpretation of blue-on-

yellow visual field loss. Invest Ophthalmol Vis Sci 1995;36:1398-1410.
32. Johnson CA, Adams AJ, Casson EJ: Short-wavelength-sensitive perimetry (SWSP) can predict which glaucoma suspects will develop visual field loss. In: Progress in Biomedical Optics: Proceedings of Ophthalmic Technologies II, pp 230-236. SPIE Publications 1992
33. Sample PA, Weinreb RN: Progressive color visual field loss in glaucoma. Invest Ophthalmol Vis Sci 1992;33:2068-2071.
34. Casson EJ, Johnson CA, Shapiro LR: Longitudinal comparison of temporal-modulation perimetry with white-on-white and blue-on-yellow perimetry in ocular hypertension and early glaucoma. J Opt Soc Am A 1993;10:1792-1806.
35. Johnson CA, Adams AJ, Casson EJ, Brandt JD: Progression of early glaucomatous visual field loss as detected by blue-on-yellow and standard white-on-white automated perimetry. Arch Ophthalmol 1993;111:651-656.
36. Sample PA, Martinez GA, Weinreb RN: Color visual fields: a 5 year prospective study in eyes with primary open angle glaucoma. In: Mills RP (ed) Perimetry Update 1992/1993, pp 467-473. Amsterdam/New York: Kugler Publications 1993
37. Sample PA, Taylor JDN, Martinez G, Lusky M, Weinreb RN: Short wavelength color visual fields in glaucoma suspects at risk. Am J Ophthalmol 1993;115:225-233.
38. Johnson CA, Brandt JD, Khong AM, Adams AJ: Short-wavelength automated perimetry in low-, medium-, and high-risk ocular hypertensive eyes: initial baseline results. Arch Ophthalmol 1995;113:70-76.
39. Sample PA, Bosworth CF, Weinreb RN: Short-wavelength automated perimetry and motion automated perimetry in patients with glaucoma. Arch Ophthalmol 1997;115:1129-1133.
40. Sample PA, Bosworth CF, Blumenthal EZ, Girkin C, Weinreb RN: Visual function-specific perimetry for indirect comparison of different ganglion cell populations in glaucoma. Invest Ophthalmol Vis Sci 2000;41:1783-1790.
41. Sample PA: Short-wavelength automated perimetry: its role in the clinic and for understanding ganglion cell function. Progr Retinal Eye Res 2000;19:369-383.
42. Bowd C, Zangwill LM, Berry CC et al: Detecting early glaucoma by assessment of retinal nerve fiber layer thickness and visual function. Invest Ophthalmol Vis Sci 2001;42:1993-2003.
43. Bayer AU, Maag KP, Erb C: Detection of optic neuropathy in glaucomatous eyes with normal standard visual fields using a test battery of short-wavelength automated perimetry and pattern electroretinography. Ophthalmology 2002;109:1350-1361.
44. Bayer AU, Erb C: Short wavelength automated perimetry, frequency doubling technology perimetry, and pattern electroretinography for prediction of progressive glaucomatous standard visual field defects. Ophthalmology 2002;109:1009-1017.
45. Soliman MA, De Jong LA, Ismaeil AA, Van den Berg TJ, De Smet MD: Standard achromatic perimetry, short wavelength automated perimetry, and frequency doubling technology for detection of glaucoma damage. Ophthalmology 2002;109:444-454.
46. Landers J, Sharma A, Goldberg I, Graham S: A comparison of perimetric results with the Medmont and Humphrey perimeters. Br J Ophthalmol 2003;87:690-694.
47. Adams AJ, Johnson CA, Lewis RA: S cone pathway sensitivity loss in ocular hypertension and early glaucoma has nerve fiber bundle pattern. In: Drum B, Moreland JD, Serra A (eds) Colour Vision Deficiencies X, pp 535-542. Dordrecht: Kluwer Academic Publishers 1991
48. Teesalu P, Vihanninjoki K, Airaksinen PJ, Tuulonen A, Laara E: Correlation of blue-on-yellow visual fields with scanning confocal laser optic disc measurements. Invest Ophthalmol Vis Sci 1997;38:2452-9.
49. Mansberger SL, Sample PA, Zangwill L, Weinreb RN: Achromatic and short-wavelength automated perimetry in patients with glaucomatous large cups. Arch Ophthalmol 1999;117: 1473-1477.

50. Girkin CA, Emdadi A, Sample PA et al: Short-wavelength automated perimetry and standard perimetry in the detection of progressive optic disc cupping. Arch Ophthalmol 2000;118:1231-1236.
51. Mok KH, Lee VW: Nerve fiber analyzer and short-wavelength automated perimetry in glaucoma suspects: a pilot study. Ophthalmology 2000;107:2101-2104.
52. Ugurlu S, Hoffman D, Garway-Heath DF, Caprioli J: Relationship between structural abnormalities and short-wavelength perimetric defects in eyes at risk of glaucoma. Am J Ophthalmol 2000;129:592-598.
53. Vihanninjoki K, Teesalu P, Burk RO, Laara E, Tuulonen A, Airaksinen PJ: Search for an optimal combination of structural and functional parameters for the diagnosis of glaucoma: multivariate analysis of confocal scanning laser tomograph, blue-on-yellow visual field and retinal nerve fiber layer data. Graefe's Arch Clin Exp Ophthalmol 2000;238:477-481.
54. Polo V, Larrosa JM, Pinilla I, Pablo L, Honrubia FM: Optimum criteria for short-wavelength automated perimetry. Ophthalmology 2001;108:285-289.
55. Tannenbaum DP, Zangwill LM, Bowd C, Sample PA, Weinreb RN: Relationship between visual field testing and scanning laser polarimetry in patients with a large cup-to-disk ratio. Am J Ophthalmol 2001;132:501-136.
56. Mistlberger A, Liebmann JM, Greenfield DS et al: Assessment of optic disc anatomy and nerve fiber layer thickness in ocular hypertensive subjects with normal short-wavelength automated perimetry. Ophthalmology 2003;109:1362-1366.
57. Johnson CA, Adams AJ, Twelker JD, Quigg JM: Age-related changes in the central visual field for short-wavelength-sensitive pathways. J Opt Soc Am A 1988;5:2131-2139.
58. Johnson CA, Sample PA, Cioffi GA, Liebmann JR, Weinreb RN: Structure and function evaluation (SAFE): I. criteria for glaucomatous visual field loss using standard automated perimetry (SAP) and short wavelength automated perimetry (SWAP). Am J Ophthalmol 2002;134:177-185.
59. Johnson CA, Sample DP, Zangwill LM et al: Structure and function evaluation (SAFE): II. Comparison of optic disk and visual field characteristics. Am J Ophthalmol 2003;135:148-154.
60. Soliman MAE, De Jong LAMS, Ismaeil AA, Van den Berg TJTP, De Smet MD: Standard achromatic perimetry, short wavelength automated perimetry, and frequency doubling technology for detection of glaucoma damage. Ophthalmology 2001;109:444-454.
61. Lewis RA, Johnson CA, Adams AJ: Automated perimetry and short wavelength sensitivity in patients with asymmetric intraocular pressures. Graefe's Archive for Clinical and Experimental Ophthalmology 1993;231:274-278.
62. Johnson CA, Adams AJ, Casson EJ: Blue-on-yellow perimetry: a five year overview. In: Mills RP (ed) Perimetry Update 1992/1993, pp 459-465. Amsterdam/New York: Kugler Publications 1993

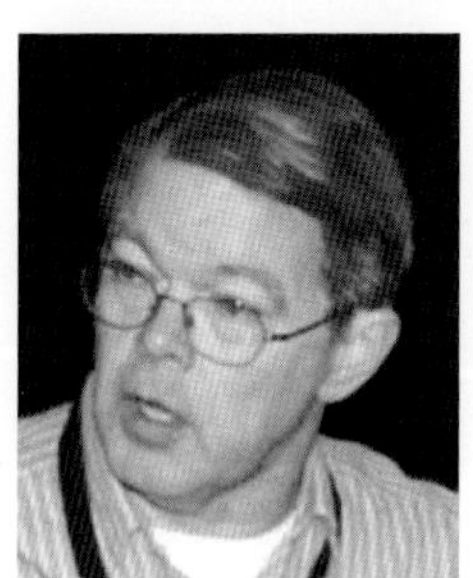

Chris A. Johnson

第 17 章　倍频视野计（FDT）

Chris A. Johnson，Murray Fingeret and Aiko Iwase

摘要

- 倍频视野计（Frequency doubling technology perimetry，FDT）在视网膜病变、青光眼和神经眼科疾病的检查中具有很高的敏感性和特异性。
- 倍频视野检查具有许多临床优势，与其他视野检查相比，患者更倾向于选择倍频视野检查。
- 一些研究表明，在早期青光眼性损伤的检测方面，倍频视野计优于标准自动视野检查，但仍需要进一步研究。
- 倍频视野检查的检查 / 再检查变异性与标准自动视野计相似或更好，尤其对于敏感度下降的视野。
- 在评估倍频视野计对进行性视野丢失的监测能力方面需要纵向研究。
- 如同对 Humphery Matrix 已完成的研究一样，新的倍频视野计程序也需要进一步的研究。

方法

倍频视野计采用低空间频率（<1 周 / 度）正弦光栅作为光标，光标以高时间频率（>15 赫兹）快速闪烁 [1]。倍频光标在中央视野的不同位置上，受检者每感受到一次刺激则按一次按钮。阈值和筛选试验是可选的。最早的倍频视野计是 17 个（C-20 检查，每象限 4 个 10×10 度的光标加中央 5° 刺激）或 19 个（N-30 检测，除使用 C-20 光标，增加鼻侧水平中线上下 20°～30° 偏心 2 个光标）中央视野刺激。新一代倍频视野计，又称 Humphery Matrix 视野计，具有最早的倍频视野计所有的检查程序，同时增加四个检查模式，类似于 30-2（69 个刺激）、24-2（55 个刺激）、10-2（44 个刺激）和黄斑（16 个刺激）检测模式。为了产生这些新的刺激模式，光标大小降低至 5×5°，并且空间和时间特征也进行略微改变。在 10-2 和黄斑检查模式中，程序不产生倍频光标，这两项检查主要是评价闪烁敏感度。闪烁敏感度是指确定明暗交替刺激的能力，而不是确定稳定亮度的能力。闪烁敏感度是区分刺激亮度随时间而改变的对比量（明暗变化的区别）。Ganzfeld 熄灭效应和 Troxler 图像消退效应是指当全部或大部分的视野被同时照亮时引起刺激光标能见度降低（Ganzfeld 熄灭）或延长光标注视时间后导致的刺激光标能见度降低（Troxler 图像消退）。

Humphrey Matrix 视野计的阈值评估采用 ZEST（zippy estimation of sequential thresholds）算法[2]，该算法类似于 SITA（Swedish interactive threshold algorithm）[3]。Humphrey Matrix 视野计也有眼位监视功能，以及改良的永久储存和分析检查结果功能。

机制

Maddess 和 Henry[4] 报道倍频效应是由视网膜神经节细胞中的一个亚群 My 细胞产生的，这些细胞投射到外侧膝状体核的大细胞层，并且具有非线性反应特性。但是，最近的研究[5]并未在灵长类动物中发现电生理学支持的确切的 My 细胞群，人类心理物理学研究表明倍频效应是由超过一组的高级视觉中枢视网膜神经节细胞之间的交互作用介导，伴随对高时间频率的相位分辨力的缺失。Martin 等[6]也曾报道没有证据支持在青光眼中存在特定视网膜神经节细胞的选择性丢失，正如倍频视野计与其他视野计所证实的那样。

设备

倍频视野计由 Welch Allyn（Skaneateles，NY）和 Carl Zeiss Meditec（Dublin，CA）公司大约于 7 年前推出。目前该设备已在全球已有超过 10000 台。Humphrey Matrix 在 2003 年 3 月问世（图 1）。

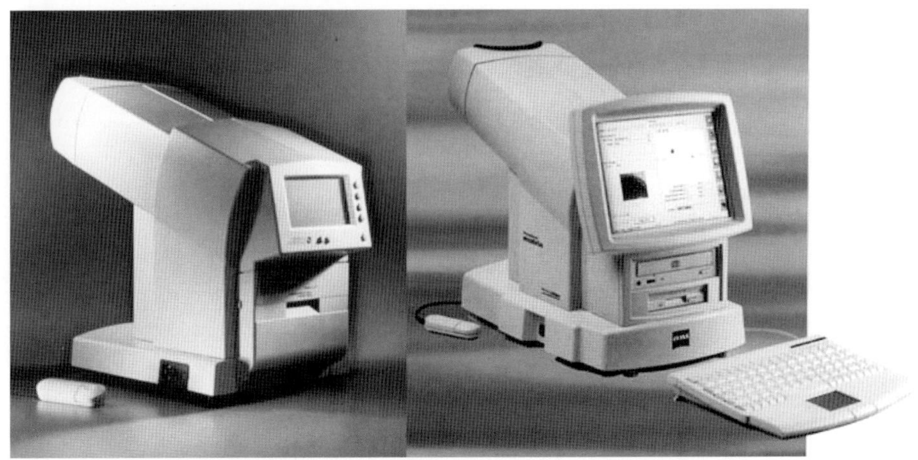

图 1　一代倍频视野计（左），新一代 Humphrey Matrix 倍频视野计（右）

缺陷

除神经病变等疾病影响倍频视野计的检查结果以外，其他影响因素还包括白内障以及其他屈光介质混浊、高度近视、低背景亮度、小瞳孔、Ganzfeld 熄灭效应、受试者检查经验和亮适应不完全[7~12]。此外，涉及视交叉和视交叉后视路病变时倍频视野计不能提供垂直阶梯的最佳特征。

可提供结果的青光眼患者的比例

与常规的自动静态视野计相比，大部分病人更喜欢倍频视野计并且认为操作更简单。一般的规律是，能够完成常规自动静态视野计检查者也同样可以完成倍频视野计检查。一些不能完成常规自动静态视野计的受检者能够完成倍频视野计检查。虽然优势眼和 Troxler 图像消退效应会影响检查程序，但是它们基本不影响检查结果。

已有研究

目前已有很多关于最早的倍频视野计及其用于各种眼部和神经疾病的研究，在最近的一篇文献中有相应的总结[12]。大量研究表明倍频视野计在视网膜、视神经、视交叉、视交叉后病变等疾病所引起的视野丢失检测中具有非常好的敏感性和特异性。倍频视野计也可以成功地对老年患者和年幼儿童进行检查。大多数文献显示倍频视野计在筛查眼部和神经系统疾病中也很有效。FDT 有两个快速筛查程序，每只眼大约需要 30 到 90 秒就可完成，并且具有很好的敏感性和特异性（≥85%）。

证据水平

根据芬兰开角型青光眼指证指南，许多关于最早的倍频视野计的研究显示在检测青光眼视野丢失以及其他眼部和神经疾病导致的视野缺损中提供了 A 到 B 级的证据。Humphrey Matrix 倍频视野计是新产品，因此当前难以确定。

可重复性

最近研究表明，倍频视野计具有良好的短期和长期的变异性。最早的倍频视野计和新的 24-2 检查程序仅在视野损伤区域定位方面存在检查 / 再检查变异性的轻度升高（20%～30%），而传统自动静态视野计在评估中度视野损伤时即有明显的变异性升高（250%～350%）[14~17]。

敏感性 / 特异性

为了在临床上进行阈值评估，很多研究报道倍频视野计在检测许多眼部和神经疾病（Anderson 和 Johnson 总结 [12]）视野缺损方面具有非常好的敏感性和特异性。快速筛查程序敏感性和特异性轻度下降，在非最佳检查状态下，倍频视野计筛查一般人群的敏感和特异性更差一些。倍频视野可以很好地区分轻度、中度、重度视野缺失 [1, 18, 19]。对于中晚期青光眼，倍频视野计的敏感性和特异性均超过 95%。对于早期青光眼，敏感性约 85% 或更高，特异性约 90% 或更高。与标准自动视野计（SAP）和短波长自动配对视野计（SWAP）相比，倍频视野计可以更好地检测青光眼视野丢失 20（见图 2 和 3）。

青光眼进展的检测

目前，有关倍频视野计在评估青光眼视野丢失进展的资料有限，而且不能提供治疗相关的倍频视野敏感度丢失后逆转资料。现在没有充分的数据来估计倍频视野计能够开始检测出异常的视网膜神经纤维损伤的最少数量。另外，新的倍频视野计（Humphrey Matrix）刚研发出新的检测模式和策略。当这台设备用于大量研究后，我们也许能获得早期倍频视野丢失与神经纤维损伤之间的关系。

眼压、屈光状态和屈光介质的影响

目前有关眼内压（IOP）变化是否影响倍频视野检测结果仍然缺少证据。白内障以及其他屈光介质混浊可引起刺激对比度和倍频视野敏感度的下降 [21]。高度屈光不正（最早的倍频视野计为 6D 或以上，Humphrey Matrix 为 3D）可降低倍频视野敏感度，但是轻度的屈光不正对倍频视野检查结果的影响可以忽略不计 [12, 13, 21, 22]。

检查环境 / 设置

一般而言，倍频视野计可以在各种环境下使用。倍频视野计被设计成能限制检查房间内的光线对被检眼的影响。在大多数情况下，这就可以满足检查的

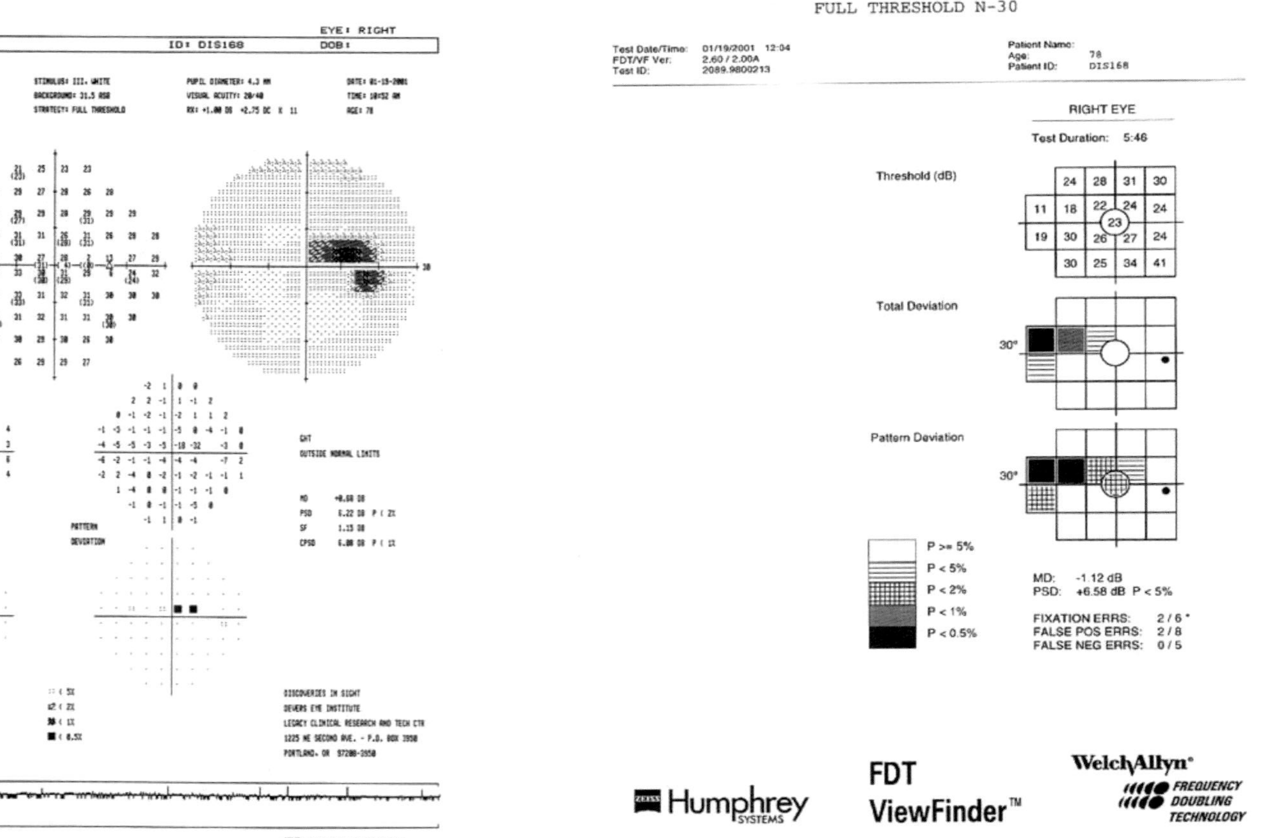

图2 Humphrey视野分析仪SITA-标准结果（下）和倍频视野计结果（上）示青光眼患者右眼上方弧形视网膜神经纤维束缺损

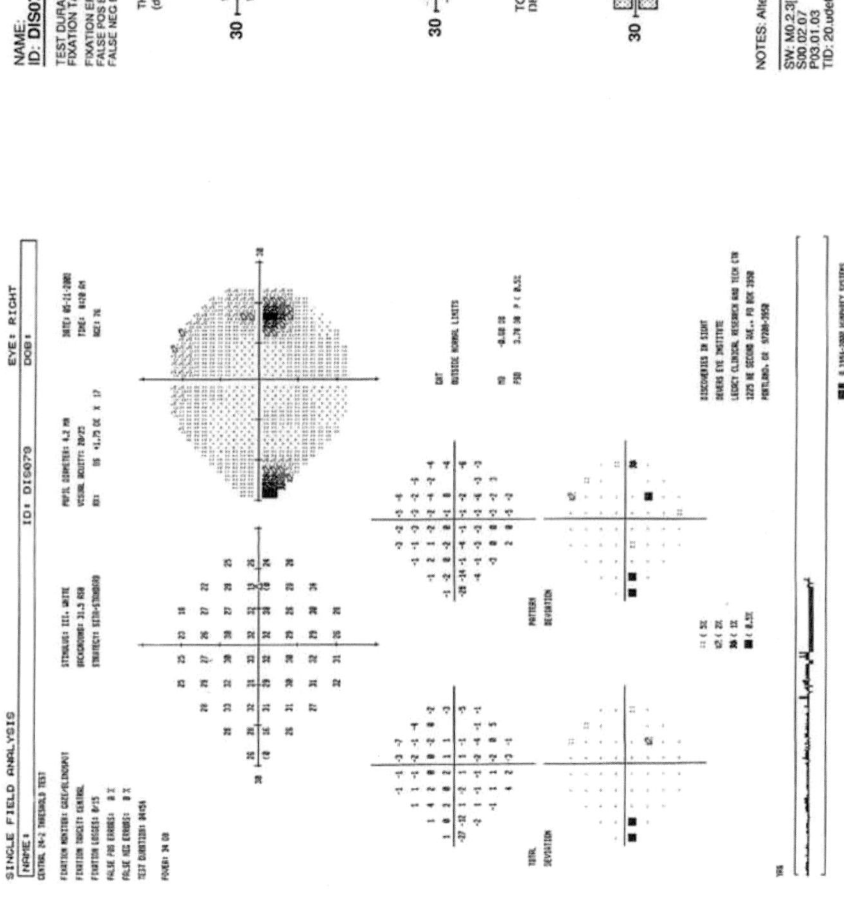

图 3　Humphrey 视野分析仪 SITA- 标准结果（下）和 Humphrey Matrix 24-2 倍频视野计结果（上）示青光眼患者右眼下方局部弧形视野缺损

要求了。如果环境中光线太亮，倍频视野计的监视系统将发出警告信息。在特殊情况下（如：户外正午阳光照射），则需在倍频视野计和受检者周围使用遮光罩等设备。

结论

目前已证实最早的倍频视野计是检测和评估视野丢失的有用工具，是快速和易于使用的视野计。目前有些领域还有待进一步的研究。有关倍频视野计的纵向研究仍需深入；同时，开发更多的统计分析软件包，以及评估新的Humphrey Matrix将会很有帮助。

（张　旭 译）

参考文献

1. Johnson CA, Samuels SJ: Screening for glaucomatous visual field loss using the frequency-doubling contrast test. Invest Ophthalmol Vis Sci 1997;38:413-425.
2. King-Smith PE, Grigsby SS, Vingrys AJ, Benes SC, Supowit A: Efficient and unbiased modifications of the QUEST threshold method: theory, simulations, experimental evaluation and practical implementation. Vision Res 1994;34:885-912.
3. Bengtsson B, Olsson, J, Heijl A, Rootzen H: A new generation of algorithms for computerized threshold perimetry, SITA. Acta Ophthalmol Scand 1997;75:368-375.
4. Maddess T, Henry GH: Performance of nonlinear visual units in ocular hypertension and glaucoma. Clin Vis Sci 1992;7:371-383.
5. White AJ, Sun H, Swanson WH, Lee BB: An examination of physiological mechanisms underlying the frequency doubling illusion. Invest Ophthalmol Vis Sci 2002;43:3590-3599.
6. Martin L, Wanger P, Vancea L, Gothlin B: Concordance of high-pass resolution perimetry and frequency-doubling technology perimetry results in glaucoma: no support for selective ganglion cell damage. J Glaucoma 2003;12:40-44.
7. Bolanowski SJJ, Doty RW: Perceptual 'blankout' of monocular homogeneous fields (Ganzfelder) is prevented with binocular viewing. Vision Res 1987;27:967-982.
8. Fuhr PS, Hershner TA, Daum KM: Ganzfeld blankout occurs in bowl perimetry and is eliminated by translucent occlusion. Arch Ophthalmol 1990;108:983-988.
9. Kogure S, Membrey WL, Fitzke FW, Tsukahara S: Effect of decreased retinal illumination on frequency doubling technology. Jpn J Ophthalmol 2000;44:489-493.
10. Ito A, Kawabata H, Fujimoto N, Adachi-Usami E: Effect of myopia on frequency-doubling perimetry. Invest Ophthalmol Vis Sci 2001;42:1107-1110.
11. Vetrugno M, Cardascia N, Maino A, Quaranta GM, Cardia L: Frequency-doubling perimetry after photo-refractive keratectomy. J Cataract Refract Surg 2002;28:129-134.
12. Anderson AJ, Johnson CA: Frequency doubling technology perimetry. Ophthalmol Clin N Am 2003;16:213-225.
13. Anderson AJ, Johnson CA: Frequency doubling technology perimetry and optical defocus. Invest Ophthalmol Vis Sci 2003;44:4147-4152.
14. Chauhan BC, Johnson CA: Test-retest variability of frequency-doubling perimetry and conventional perimetry in glaucoma patients and normal subjects. Invest Ophthalmol Vis

Sci 1999;40:648-656.
15. Spry PGD, Johnson CA, McKendrick AM, Turpin A: Variability components of standard automated perimetry and frequency doubling technology perimetry. Invest Ophthalmol Vis Sci 2001;42:1404-1410.
16. Spry PGD, Johnson CA: Within-test variability of frequency doubling perimetry using a 24-2 test pattern. J Glaucoma 2002;11:315-320.
17. Spry PGD, Johnson CA, McKendrick AM, Turpin A: Measurement error of visual field tests in glaucoma. Br J Ophthalmol 2003;87:107-112.
18. Sponsel WE, Trigo Y, Hendricks J, Lloyd C: Frequency doubling perimetry. Am J Ophthalmol 1998;126:155-156.
19. Cello KE, Nelson-Quigg JM, Johnson CA: Frequency doubling technology (FDT) perimetry as a means of detecting glaucomatous visual field loss. Am J Ophthalmol 2000;129:314-322.
20. Sample, PA, Bosworth CF, Blumenthal EZ, Girkin C and Weinreb RN: Visual function-specific perimetry for indirect comparison of different ganglion cell populations in glaucoma. Invest Ophthalmol Vis Sci 2000;41:1783-1790.
21. Johnson CA, Wall M, Fingeret M, Lalle P: A Primer for Frequency Doubling Technology Perimetry. Skaneateles, NY: Welch Allyn 1998
22. Artes PH, Nicolela MT, McCormick TA, LeBlanc RP, Chauhan BC: Effects of blur and repeated testing on sensitivity estimates with frequency doubling perimetry. Invest Ophthalmol Vis Sci 2003;44:646-652.

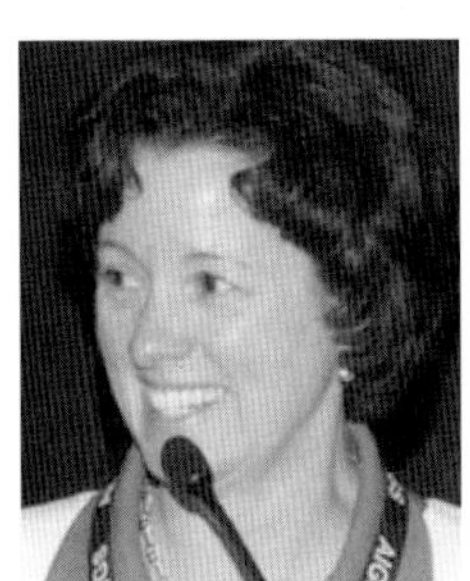

Pamela Sample

第 18 章　功能检查方法的比较

Pamela Sample，Balwantray Chauhan，Makoto Araie，Chris A. Johnson

摘要

- 通过功能检查来发现异常以及资料保存非常必要，所有患者都应进行检查。
- 一项功能检查不可能包含整个动态变化过程。
- 由于缺乏适当的比较研究，没有证据支持在临床实践中选择某一种视功能检查而不选择另一种检查。
- 根据一个合适的正常人数据库，SWAP 有很好的证据，也有一些证据显示倍频视野计能改进早期诊断。
- 标准化自动视野（SAP）不是早期诊断的最佳选择，还需要进一步研究。

功能检查中的工作组立场

方法

在本节中，我们将比较青光眼视功能评估的不同方法。重点比较临床和市售的三种视野计：标准化自动视野计（SAP）、短波自动视野计（SWAP）和倍频视野计（FDT），这三者在共识 1 组中已经讨论过。其他检查，如高通分辨视野、闪烁视野、运动视野、周边位移和图形位移视野也已在文献中描述过。新的视野检查，倍频视野计和 SWAP，已经在此前共识讨论中各自与 SAP 进行了比较。本报告中我们主要进行三者间比较，在某些情况下与其他检查进行比较。

机制 / 如何进行比较？

研究比较各种视功能检查有两个主要目的。其一是确定用于青光眼诊断和随访的相对实用性。其二是理解青光眼对视网膜神经节细胞群的相对作用，尽管从组织病理学角度明确这一点也是重要的。正如共识 1 中各组所描述，SAP 用于检测神经节细胞所有三个主要的亚型：通过初级视觉通路投射的大细胞、小细胞和小双层神经节细胞。而 SWAP 和倍频视野是特定视野功能检查，主要是评估一种细胞亚型介导的视觉功能。当该亚型细胞功能受到损伤到一定程度才需要另一亚型细胞辅助识别光标。例如，在另一亚型细胞接替感受光标刺激时，已经失去大约15分贝的SWAP光标敏感性。

设备

已在前面章节中陈述。

缺陷和不足之处

局限性：正如前面所述，内部功能比较研究的主要局限性是许多研究者将SAP来对研究对象进行分类，或者把SAP作为其他检查比较的“金标准”。这就假设性地认为SAP是最好的，没有其他检查和其表现一样好。然而，在选出的SAP正常的患者中，当计算出经过特定功能检查证实为异常的患者比例时，SAP因为比较而受到损害。很少的研究使用非功能性“金标准”，这些研究也存在相应局限性。例如，Sample等[1]（质量合格；单中心研究）在比较SAP，SWAP，倍频视野和运动视野检查时，使用了存在青光眼性视神经病变作为青光眼的“金标准”。这对不同视功能检查的比较更为公平，但仅限于具有青光眼性视神经病变者。此外，由于部分青光眼患者的视乳头外观与健康人有重叠，因此根据目前认可的定义（例如，正常视乳头形态和正常的SAP视野）为正常的受检者可能存在分类错误，因其在其他特定视功能检测中表现为异常。另一项研究以另一种方式说明“金标准”问题[2]（质量合格，单中心研究，相同研究对象采用双“金标准”）。使用两种不同的“金标准”：一种基于视乳头外观（图片），另一种是基于SAP视野，分别评估SWAP和FDT参数以及OCT和SLP结构性参数。结果发现，特异性设置为≥90%和≥70%时，最敏感的FDT参数比SWAP参数更敏感。当以视乳头为金标准时，FDT和SWAP的ROC面积分别为0.88和0.78；当以SAP为金标准时，它们分别为0.87和0.76。结构测量中OCT测量也比SWAP测量更敏感。但是，研究也发现，在特异性≥90%时，不同设备间在诊断（正常与青光眼）时一致性较低。如果青光眼没有外部独立的分类方法，那么临床研究可能会出现偏倚。

解决措施：纵向随访来确定没有青光眼性视神经病变患者的疾病发展过程。

局限性：STATPAC for Humphrey所包含的全阈值SWAP标准数据库是不准确的[3]，只有拥有自身大的标准数据库的中心可以准确地评估SWAP。

解决措施：SITA-SWAP标准数据库应该是准确的。

局限性：每个检查使用不同的版本。例如，自从FDT相对较近的问世以来，已经有了一些修改，从C-20程序只有17个点，到N-30有19个点（鼻侧视野增加2个点)，到最近采用的全24-2模式，该模式仿照SAP的24-2模式。SAP到SWAP的SITA全阈值转换给正在进行的纵向分析带来困难。

解决措施：FDT的N-30和24-2均是有希望的检查程序，应该与其他损伤的功能和结构指示物进行比较以了解两者的诊断敏感性，以及评估功能损失进展的能力。当纵向比较得出结果后，我们才可知SITA和进一步改进的SITA-SWAP的优劣。对全阈值转换成SITA的效果评估也应该进行随访研究。

局限性：没有说明通过充分练习使新检查的学习效应与SAP的相似，异常结果没有进行重复检查来确定其真实性。

解决措施：尽管许多研究已经表明SWAP和FDT存在学习效应，对什么是合适的学校仍缺乏共识。前瞻性设计的研究中应该进行足够的检查，保证在方案中有足够的检查用于学习，以及确认病情的变化。

局限性：眼压(IOP)可能对视觉功能产生一些影响，即一些检查结果的波动可能归于眼压的波动。这是从一项研究中得知的，在此研究中46%的高眼压眼FDT结果异常，而健康眼中的特异性为88%[1]。然而，据我们所知，IOP的影响还没有在任何功能检查中进行评估。

解决措施：需要进行评估以确定是否真实。如果是真的，需要明确是否为IOP的一过性效应，以及是否所有视功能检查都会受到类似的影响。

能得到满意检查结果的青光眼病人比例

在SAP、SWAP和FDT章节中已经说明。对比检查研究的对象一般是自愿参加研究并在短时间内接受多种视野检查。

已有研究

只有六个研究[1~6]提供关于SAP，SWAP和FDT多个特定视功能检测的比较(在SWAP和FDT章节中每个特定视功能检查分别与SAP做了比较，并且其中一个研究比较了SAP，FDT和高通分辨视野检查(HPRP))[7]。其中四个研究缺乏可识别的“金标准”，未纳入任何一个功能检查(低质量)。只有一个研究通过纵向随访检查部分解决这个问题，但也仅仅是部分解决，因为将SAP的进展作为“金标准”。

证据水平

因为没有将进行性的视神经损害作为“金标准”，所以没有一项研究符合更高质量标准。为数不多的比较研究属于低质量或者质量合格级别。目前，在临床青光眼诊断和治疗中，没有人真正提议只使用一个视功能检查而不用另一个。然而，为了了解视神经细胞功能丢失的情况，有四个研究提到了这个[1,4,7,8]。只有两个研究报道了具有青光眼性视神经损伤眼的SAP，SWAP，和FDT的敏感性，未设定病情严重程度但特异性设定接近90%[1,2]。这些单中心研究属于质量合格研究。在另外一个质量合格的研究中，将进展性SAP损伤定义为青光眼性进展，而非视神经结构损伤的进展[4]。这些研究所得到的结果支持在青光眼早期M细胞和小双层细胞均受到损伤。此外，有两项研究分别比较以小细胞节细胞（如HRP）和M细胞（如FDT）为目标的视功能特定检查进行比较，均表明在青光眼早期和中期这两类细胞都受到影响[7,8]。在一个猴子青光眼模型中，神经病理学的发现支持早期青光眼对神经节细胞亚型的影响[9]。尽管目前已有一些研究，但没有报道比较以小细胞神经节细胞（例如高通分辨视野检查）和M细胞或小双极细胞为目标的视功能特定检查。在所有的研究中，对照组不能代表需要进行诊断性检查以排除疾病的患者。没有一项研究报道了似然比，仅在一项使用了"金标准"（未包含任一中功能检查）的研究中，有可能计算出SWAP和FDT的似然比（但需谨慎）[2]。此文没有涉及临床诊断中更常用的参数组合，但可用于计算单一参数的似然比。鉴于此，特异性为90%时的最优SWAP参数为模式偏差≤5%。该参数的阳性似然比（敏感性/（1－特异性）为5.38。然而，敏感性和特异性均来自ROC曲线，没有信息表明需要低于5%多少。阴性似然比（（1－敏感性）/特异性）为0.62。对于FDT，最佳阳性似然比是上方总体偏差点数≤5%参数的16.33，此时阴性LR为0.53。其他参数也表现良好，如果使用异常的标准组合再评估这些数据那就太好了。综上所述，总体证据水平为中度（B），因为总结所能用到的文献质量仅为低到合格。

可重复性

目前很少有研究使用相同的检查程序或类似的方法。

青光眼早、中、晚期以及监测进展的敏感性/特异性

一项研究显示对GON眼，当不设定损伤程度而特异性设定近90%时，SAP的特异性为46%，SWAP为61%，FDT为79%[1]。在这项研究中值得注意的是对SAP和SWAP采用相同的异常标准，但是由于FDT后来引进以及检查点数量的不同，FDT采用不同的标准；三者的标准数据库也不相同。一项研究随访双眼SAP缺损的患者，发现54眼中79.6%有SWAP进展（根据CNTG标准），早于

SAP 进展 6～24 个月，54 眼中 74.1% 有 FDT（使用 C-20 版本）进展且早于 SAP 进展 12～24 个月[4]。

眼压变化、屈光介质和屈光状态的影响

见 SAP，SWAP 和 FDT 章节。

设备使用的环境 / 设置类型

见 SAP，SWAP 和 FDT 章节。

何时 / 何地使用

比较性研究应在具有人群多样性的中心进行，包括高眼压症、可疑青光眼直至青光眼晚期病人。需要精心设计的前瞻性纵向研究对到目前为止所提出的所有问题进行研究。

未解决的问题、评论和回复

临床应用

- 有没有一种对诊断和进展均为最佳的视功能特定检查？

这个最重要的问题引发了这个单元的全部讨论。Erik Greve 说这个问题实际上就是不存在的“金标准”，但是我们应该确定使用哪些检查以及它们在诊断和随访的使用是否都一样。有多少检查我们可以现实地使用？我们是否有足够的证据支持选择？他认为毫无疑问应包含至少一种检查，而后他建议使用 SAP，因为它可以用于疾病晚期，但是代价就是较晚的诊断。Daniel Grigera 认为可以使用一种以上的视功能检查，一种用于早期检查，另一种用于此后的检查。而且，在确定视野改变时使用第二种检查可能比重复 SAP 检查会提供更多的信息。例如，他认为 FDT/SWAP 对损伤检出早于 SAP，因此，在 SAP 正常的疑似青光眼可以做 FDT（或 SWAP）检查。Pam Sample 对 Greve 关于 SAP 的选择提出不同的方案，而是赞同 Grigera 医生的意见。她建议选用更灵敏的 SWAP 检查来做最初的评估，并用于尽可能长的随访。SITA-SWAP 可以解决检查时间延长的问题，并且由于其增加动态范围可延长随访时间。然后，当损伤进展到病人无法用 SWAP 随访时，医生应改换 SAP 检查。目前 SAP 就是这样的，当

24-2 视野损伤到达重度时改用 10-2 模式。由于 SWAP 可以在和 SAP 同一设备上完成，因此不会增加任何额外的费用。第一个未解决的问题具有重要的临床意义，研究工作应集中于寻找解决方案。

- 当 SAP 不作为金标准时，SAP 以及上述这些检查敏感性和特异性是多少？
- 眼压是不是能够影响所有功能检查的结果？
- 在敏感性 / 特异性和病人的接受程度之间以如何权衡？

了解神经节细胞功能丧失

- 神经节细胞所有的亚型是否均等受青光眼的损伤？
- 由于每种神经节细胞亚型的解剖，生理和形态都不同，如果有神经保护药物问世，是否均等地保护所有的细胞亚型？

进一步的研究

需要精心设计的前瞻性纵向研究对到目前为止所提出的所有问题进行研究。

（张　旭 译）

参考文献

1. Sample PA, Bosworth CF, Blumenthal EZ, Girkin C, Weinreb RN: Visual function specific perimetry for indirect comparison of different ganglion cell populations in glaucoma. Invest Ophthalmol Vis Sci 2000;41:1783-1790.
2. Bowd C, Zangwill LM, Berry CC, Blumenthal EZ, Vasile C, Sanchez-Galeana C, Bosworth CF, Sample PA, Weinreb RN: Detecting early glaucoma by assessment of retinal nerve fiber layer thickness and visual function. Invest Ophthalmol Vis Sci 2001;42:1993-2003.
3. Soliman MAE, De Jong LAMS, Ismaeil AAA, Van den Berg TJTP, De Smet MD: Standard achromatic perimetry, short wavelength automated perimetry, and frequency doubling technology for detection of glaucoma damage. Ophthalmology 2002;109:444-454.
4. Bayer AU, Erb C: Short-wavelength automated perimetry, frequency doubling technology perimetry and pattern electroretinography for prediction of progressive glaucomatous standard visual field defects. Ophthalmology 2002;109:1009-1017.
5. Bayer AU, Maag KP, Erb C: Detection of optic neuropathy in glaucomatous eyes with normal standard visual fields using a test battery of short-wavelength automated perimetry and pattern electroretinography. Ophthalmology 2002;109:1350-1361.
6. Landers J, Goldberg I, Graham S: A comparison of short wavelength automated perimetry with frequency doubling perimetry for the early detection of visual field loss in ocular hypertension. Clin Exp Ophthalmol 2000;28:248-252.
7. Iester M, Altieri M, Vittone P, Calabria G, Zingirian M, Traverso CE: Detection of glaucomatous visual field defect by nonconventional perimetry. Am J Ophthalmol 2003;135:350-359.
8. Martin L, Wanger P, Vancea L, Gothlin B: Concordance of high-pass resolution perimetry and frequency doubling technology perimetry results in glaucoma: no support for selective ganglion cell damage. J Glaucoma 2003;12:40-44.

9. Yücel YH, Zhang Q, Weinreb RN, Kaufman PL, Gupta N: Effects of retinal ganglion cell loss on magno, parvo-, koniocellular pathways in the lateral geniculate nucleus and visual cortex in glaucoma. Progr Retinal Eye Res 2003;22:465-481.

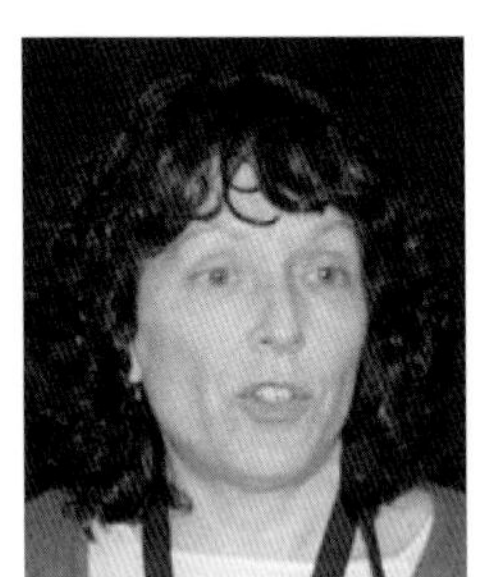

Linda M. Zangwill

第 19 章　结构检查方法的比较

Linda M. Zangwill，Christopher Girkin，Stefano Miglior，Remo Susanna，Ravi Thomas

摘要

- 对于同一研究人群，很少有可重复性比较的数据。
- 图像设备诊断早期青光眼的敏感性和特异性可与立体照相技术相媲美。
- 当特异性超过 95% 时，敏感性降到 60% 左右。
- 特异性高的时候，在检查相同的青光眼患者时各种影像技术的一致性较低。
- 现有的文献并未提供任何一种图像仪器在临床大规模常规应用的必要证据。

AIGS 共识关于结构检查的文献总结了视乳头和视网膜神经纤维层（RNFL）照相，HRT，GDx 和 OCT 影像检查技术。因为各种研究的设计、青光眼定义和严重度、操作者以及研究人群总体特征的差异，比较各个研究的结果十分困难。为了减少这些差异对结果的影响，在同一人群中比较这些检查技术极具价值。本报告关注直接比较至少两种影像设备，或至少一种影像设备与眼底照相技术进行比较的研究。

仪器：工作原理?

在“结构检查方法”报告中已有很好的总结。

能检测到的最小损伤

资料很少。更多细节见“结构检查方法”报告。

青光眼患者中能得到满意结果的比例

很少研究报告得到有用的图像或眼底照相的病人比例。在一项以门诊为基础的研究中，RNFL 照相技术得到可用图像的比例（70%）比 GDx（93%）低[1]。在以人群为基础的 Baltimore Eye Follow-up Study 中，可用的 GDx 图像比例也是 93%[2]。在一项以门诊为基础的研究中，所有 55 只眼都得到了可用的 OCT 图像[3]。

可重复性

“结构检查方法”报告很好地总结了各种设备的可重复性。不过，在同一人群上的不同技术可重复性比较资料很少。

影像技术和眼底照相技术的比较

在测量视乳头和盘沿面积方面，面积测量法与 HRT 的观察者变异相似[4]。与视乳头照相的面积测量法相比，HRT 的观察者间变异更好[4]。不过，HRT 在视乳头边缘的界定存在变异，以及由此产生的参考平面和视杯界定差异，导致了盘沿面积测量的变异。在横断面研究中，这种变异可能具有临床意义。如果用临床视乳头照相帮助界定视乳头边缘，可以减少这种变异[5]。

影像设备间的比较

HRT，GDx 和 OCT 检查结果解读的可重复性为中等到强，κ 值范围 0.5～0.77[6]。

检测早期、中期和晚期青光眼的敏感性 / 特异性：比较影像技术和眼底照相

1．虽然资料较少，但是不同的研究者得到的结果一致显示 HRT，GDx 和 OCT 都能检测早期和中期青光眼，正如在临床研究的设置下标准的专家定性评判视乳头立体照相和 RNFL 照相一样。立体照相、HRT、GDx 和 OCT 的 ROC 曲线下面积分别为 0.93、0.92、0.94 和 0.88[7]。眼底照相和 HRT 检测青光眼的敏感性和特异性分别为 0.71/0.94 和 0.84/0.96[8]。当特异性设为 85% 和 90% 时，HRT 的敏感性分别为 81% 和 63%，GDx 的敏感性分别为 66% 和 54%，OCT 的敏感性分别为 76% 和 71%，与专家根据照相判断的敏感性（80%）相似[9]。其他研究也显示 HRT 和立体照相在检测青光眼（以标准视野检测定义）方面具有可互相媲美的能力[10, 11]。有一项研究观察到对于正常眼和青光眼，用任一半侧视网膜半定量分级 RNFL 照相的方法，敏感性和特异性可分别高达 95 和 82%；但是当特异性升至 94% 时，敏感性降为 59%[1]。在此研究中，最好的 GDx 参数（数字）的敏感性为 62%，特异性为 96%。

2．虽然视乳头的照相评估和 CSLO 地形图测量之间有中度到较好的关联

性，在测量值上存在差别。与视乳头照相的面积测量相比，HRT 测量得到的神经盘沿面积更大[10, 11]，且经常标定不同的视杯最深处[12]。HRT 测量得到的杯 / 盘比值，比医生估计的垂直和水平杯 / 盘比均值要小[13]。与正常人相比，青光眼患者的测量值差异要小一些，而且也取决于视乳头面积，视杯大小，青光眼病程以及检查医生。在 HRT 算法中，部分视网膜血管主干被界定为神经视网膜盘沿，这至少是造成差异的一部分原因。另一个可能的解释是由于计算盘沿边界依据颞侧某一部分的盘沿轮廓进行平均高度轮廓的测量（350°～356°）。在检查与青光眼相关的视乳头周围改变时，HRT 使用单独反射率图像检测到视网膜神经纤维层 12 处中有 9 个存在 RNFL 缺损[14]，并与面积计算法评估视乳头周围萎缩的结果相关[15]。

3. 虽然证据较少，但是研究结果均一致表明 RNFL 照相半定量评估和 OCT RNFL 厚度测量存在很好的相关性（r^2 值 36%～55%），高于固定角膜补偿的 SLP RNFL 测量（r^2 值最高为 28%）[16, 17]。大量研究将 SLP 或者 OCT 与传统 RNFL 图像进行比较，发现局部神经纤维层缺损与 OCT 结果具有良好的相关性[18, 19]，并且与传统视野的平均缺损（MD）的相关性高于 RNFL 图像的主观评分[20]。在最近的一项研究中，SLP 测量的视网膜神经纤维层厚度与视乳头立体图像得出的形态学变化有显著相关[21]。OCT 和 SLP 测量之间的相关性不强，与 GDx 相比，OCT 测量正常人 RNFL 值更厚，而测量青光眼 RNFL 值更薄[22]。

图像设备比较

在同一研究人群中进行影像设备诊断准确性的比较研究很少。一般而言，最佳参数下 OCT、SLP 和 HRT 的 ROC 曲线下面积是相似的，范围大概为 0.79～0.93[7, 9, 23]。但是，当特异性高的时候，不同研究所估计的敏感性不同，而且每种设备检测出的青光眼患眼不尽相同[7, 9, 23]。三位专家评估标准输出结果的敏感性和特异性范围对 HRT 分别为 64%～75% 和 68%～80%，GDx 分别为 72%～82% 和 56%～82%，OCT 分别为 76%～79% 和 68%～81%[6]。在此研究中[6]，阳性结果的似然比（根据发表的敏感性和特异性计算[24]）范围为 1.9～4.0，而阴性结果的似然比范围为 0.30～0.53。两个影像设备比较研究的似然比（根据发表的敏感性和特异性计算）更好一些。当特异性在 85% 到 95% 之间时，阳性结果的似然比范围在 HRT 为 5.8～8.4，在 GDx 为 4.7～8.1，在 OCT 为 5.4～11.8；阴性结果的似然比范围在 HRT 为 0.18～0.76，在 GDx 为 0.21～0.71，在 OCT 为 0.28～0.37[7, 9]。似然比大于 10 或小于 0.1 时通常使验前概率到验后概率发生决定性的巨大变化，而似然比在 5～10 和 0.1～0.2 时，验前概率到验后概率的变化为中等[24]。

青光眼进展的检测

影像技术和照相技术的比较

目前这方面的研究很少。路易斯安那州立大学（LSU）实验性青光眼的研究表明，TopSS CSLO 影像技术在检测灵长类动物高眼压模型进行性视乳头损伤的能力方面可以达到甚至超过经过专科培训的青光眼医生[25]。在一项临床研究中，HRT 概率图分析和立体照相定性评估的一致性较好，16 眼中的 13 眼（80%）两者均检测到了青光眼的进展[26]。

影像设备间的比较

无资料。

眼内压改变、屈光介质和屈光状态的影响

目前没有在同一人群中比较这些影响因素的研究。眼内压会影响视乳头地形图的测量。屈光状态和屈光介质混浊的影响需要进一步研究。

设备使用的环境 / 设置类型

大多数研究是在学术性的青光眼专科门诊完成的，因此以上研究结果可能不可以推广至综合性眼科和视光门诊。

证据级别

因为没有应用进行性的视神经损伤（或视野缺损）作为"金标准"，这些研究没有一项符合"高质量"的分类标准。大多数研究达到"合格"的标准，因为用做青光眼诊断的金标准是存在可重复的异常标准自动视野检查结果，这一标准独立于待检验的诊断检查。在大多数研究中，图像和照相检查结果并不影响应用"金标准"的决定。有些研究可以计算出似然比（见以敏感性 / 特异性比较图像技术检测早期、中期和晚期青光眼章节）。循证医学工作组认为这两个标准应该具备诊断性检查所需的有效性[24]。大部分研究存在一个共同的问题是样本量较小，以及检验效能不足而使得诊断设备难以检测出真正的差别。此外，研究中的对照组不能代表未经诊断检查排除疾病的患者。

结论

定性和定量地比较这些检查模式的文献都给出了令人兴奋的好结果，显示在辨识力方面这些检查没有差别。但是，大多数评价都在小样本的研究中进行，使用的也是图像检查的旧版本。在检测进展的有效性比较上，还需要将来更多的纵向观察和研究。

目前普遍认为现有的文献并未提供任何一种图像仪器在临床大规模常规应用的必要证据，因为这些技术并未比标准的临床检查或者经训练有素的临床医生散瞳检查更好。不过，对于知道仪器优缺点的有经验的临床医生，在很多临床情况下仪器检查提供的信息还是很有帮助的。

未解决的问题

- 如果照相和图像技术能够检测出早期的青光眼（即视野前青光眼），那么为什么不能检测出所有的早期和中期视野缺损？亦即，对中期青光眼，它们应该具有 100% 的敏感性。但是目前没有任何一种结构检查设备表现如此。
- 对于存在视野缺损但是影像和照相设备却无法检出的眼睛，需要知道更多的细节特征。
- 没有这些检查结果，病人会更好？专科医生处理更好还是全科医生处理更好？
- 因为错误解读图像检查结果而诊断青光眼（以及因为假阳性而过度治疗）的成本是否超过了为全科眼科医生和视光医生提供视乳头和 RNFL 信息的收益？如若不然，他们将不会对其青光眼患者的视乳头和 RNFL 进行评估。
- 为什么这些仪器虽然有相近的总体辨识力，却将不同的病人诊断为青光眼？对于随访亦是如此，不同的病人被不同的仪器判断为疾病有进展。

需要进行的研究

- 研究明确影像设备最新的改进如何影响其可重复性，能得到满意检查结果的青光眼患者比例，敏感性和特异性，以及检测青光眼进展的能力。
- 研究明确能检测到的最小损伤。
- 需要纵向的研究以明确影像设备是否能够可重复地检测到视乳头和 RNFL 上最终将导致功能损伤的青光眼性改变。
- 有关这些检查技术的成本和效益比较研究。

- 进行 Meta 分析，总结各个研究的结果以提供更多的有关这些技术辨别能力的稳健估计。

（张 旭 译）

参考文献

1. Paczka JA, Friedman DS, Quigley HA, Barron Y, Vitale S: Diagnostic capabilities of frequency-doubling technology, scanning laser polarimetry, and nerve fiber layer photographs to distinguish glaucomatous damage. Am J Ophthalmol 2001;131:188-197.
2. Vitale S, Smith TD, Quigley T et al: Screening performance of functional and structural measurements of neural damage in open-angle glaucoma: a case-control study from the Baltimore Eye Survey. J Glaucoma 2000;9:346-356.
3. Polito A, Shah SM, Haller JA et al: Comparison between retinal thickness analyzer and optical coherence tomography for assessment of foveal thickness in eyes with macular disease. Am J Ophthalmol 2002;134:240-251.
4. Garway-Heath DF, Poinoosawmy D, Wollstein G et al: Inter- and intraobserver variation in the analysis of optic disc images: comparison of the Heidelberg retina tomograph and computer assisted planimetry. Br J Ophthalmol 1999;83:664-669.
5. Iester M, Mikelberg FS, Courtright P et al: Interobserver variability of optic disk variables measured by confocal scanning laser tomography. Am J Ophthalmol 2001;132:57-62.
6. Sanchez-Galeana C, Bowd C, Blumenthal EZ, Gokhale PA, Zangwill LM, Weinreb RN: Using optical imaging summary data to detect glaucoma. Ophthalmology 2001; 108:1812-1818.
7. Greaney MJ, Hoffman DC, Garway-Heath DF, Nakla M, Coleman AL, Caprioli J: Comparison of optic nerve imaging methods to distinguish normal eyes from those with glaucoma. Invest Ophthalmol Vis Sci 2002;43:140-145.
8. Wollstein G, Garway-Heath DF, Fontana L, Hitchings RA: Identifying early glaucomatous changes. Comparison between expert clinical assessment of optic disc photographs and confocal scanning ophthalmoscopy. Ophthalmology 2000;107:2272-2277.
9. Zangwill LM, Bowd C, Berry CC et al: Discriminating between normal and glaucomatous eyes using the Heidelberg Retina Tomograph, GDx Nerve Fiber Analyzer, and Optical Coherence Tomograph. Arch Ophthalmol 2001;119:985-993.
10. Jonas JB, Mardin CY, Grundler AE: Comparison of measurements of neuroretinal rim area between confocal laser scanning tomography and planimetry of photographs. Br J Ophthalmol 1998;82:362-366.
11. Dichtl A, Jonas JB, Mardin CY: Comparison between tomographic scanning evaluation and photographic measurement of the neuroretinal rim. Am J Ophthalmol 1996;121:494-501.
12. Budde WM, Jonas JB, Hayler JK, Mardin CY: Determination of optic cup depth by confocal scanning laser tomography. Eur J Ophthalmol 2003;13:42-48.
13. Zangwill L, Shakiba S, Caprioli J, Weinreb RN: Agreement between clinicians and a confocal scanning laser ophthalmoscope in estimating cup/disk ratios. Am J Ophthalmol 1995;119:415-21.
14. Burk RO, Tuulonen A, Airaksinen PJ: Laser scanning tomography of localised nerve fibre layer defects. Br J Ophthalmol 1998;82:1112-1117.
15. Kono Y, Jonas JB, Zangwill L, Berry CC, Weinreb RN: Agreement of measurement of parapapillary atrophy with confocal scanning laser ophthalmoscopy and planimetry of photographs. J Glaucoma 1999;8:105-110.

16. Zangwill L, Knauer S, Williams JM, Weinreb RN: Retinal nerve fiber layer assessment by scanning laser polarimetry, optical coherence tomography and retinal nerve fiber layer photography. In: Lemij HG, Schuman JS (eds) The Shape of Glaucoma, Quantitative Neural Imaging Techniques, pp 239-252. The Hague: Kugler Publications 2000
17. Niessen AG, Van Den Berg TJ, Langerhorst CT, Greve EL: Retinal nerve fiber layer assessment by scanning laser polarimetry and standardized photography. Am J Ophthalmol 1996;121: 484-493.
18. Pieroth L, Schuman JS, Hertzmark E et al: Evaluation of focal defects of the nerve fiber layer using optical coherence tomography. Ophthalmology 1999;106:570-579.
19. Teesalu P, Tuulonen A, Airaksinen PJ: Optical coherence tomography and localized defects of the retinal nerve fiber layer. Acta Ophthalmol Scand 2000;78:49-52.
20. Zangwill LM, Williams J, Berry CC, Knauer S, Weinreb RN: A comparison of optical coherence tomography and retinal nerve fiber layer photography for detection of nerve fiber layer damage in glaucoma. Ophthalmology 2000;107:1309-1315.
21. Nguyen NX, Horn FK, Hayler J, Wakili N, Junemann A, Mardin CY: Retinal nerve fiber layer measurements using laser scanning polarimetry in different stages of glaucomatous optic nerve damage. Graefe's Arch Clin Exp Ophthalmol 2002;240:608-614.
22. Hoh ST, Greenfield DS, Mistlberger A, Liebmann JM, Ishikawa H, Ritch R: Optical coherence tomography and scanning laser polarimetry in normal, ocular hypertensive, and glaucomatous eyes. Am J Ophthalmol 2000;129:129-135.
23. Bowd C, Zangwill LM, Berry CC et al: Detecting early glaucoma by assessment of retinal nerve fiber layer thickness and visual function. Invest Ophthalmol Vis Sci 2001;42:1993-2003.
24. Jaeschke R, Guyatt G, Lijmer J: Diagnostic tests. In: Rennie D (ed) Users' Guides to the Medical Literature: Essentials of Evidence-Based Clinical Practice, pp 187-217. Chicago, IL: AMA Press 2002
25. Ervin JC, Lemij HG, Mills RP, Quigley HA, Thompson HW, Burgoyne CF: Clinician change detection viewing longitudinal stereophotographs compared to confocal scanning laser tomography in the LSU Experimental Glaucoma (LEG) Study. Ophthalmology 2002;109: 467-481.
26. Chauhan BC, McCormick TA, Nicolela MT, LeBlanc RP: Optic disc and visual field changes in a prospective longitudinal study of patients with glaucoma: comparison of scanning laser tomography with conventional perimetry and optic disc photography. Arch Ophthalmol 2001;119:1492-1499.

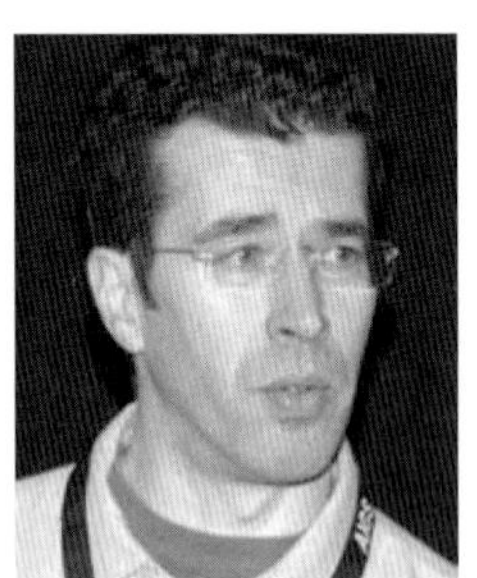

David F. Garway-Heath

第 20 章　结构和功能检查方法的比较 I

David F. Garway-Heath

摘要

- 有加权证据指出在视网膜神经节细胞数量和中心 15 度以外的视野（24-2 Humphrey 视野检查中 52 个非盲点位点中的 36 个）的线性（非对数分贝）视野敏感度之间存在线性相关。准确的关系尚待确定，很可能因为用于评估视网膜神经节细胞数量的结构测量和成像设备的类型不同而有差异。
- 在中心 15 度以内，结构 / 功能关系很可能因为空间总和效应而保持非线性关系。
- 应用对数值（分贝）来表达视野敏感度导致结构测量的曲线关系。这解释了功能储备的影响，即疾病早期大的结构变化与小的视野分贝值的变化相一致，而疾病晚期小的结构变化与大的视野分贝值的变化相一致。
- 考虑到结构和功能参数之间可能的线性关系，鉴定疾病早期损伤的设备将将取决于测量的精确性（检查与重复检查的变异性），正常值的扩大，以及测量参数与疾病相关损伤的密切性。
- 衡量进展的设备将取决于测量的精确度及对于疾病相关损害的测量参数的线性关系。
- 参数与疾病阶段的匹配度将取决于分类系统及观察者的角度。如果临床医生在临床工作中关心的是个体功能，那么疾病早期将相当于标准自动视野测量损失达 −10dB（Heijl 等 [1]）。如果临床医生关心的是神经节细胞计数，那么损失 −3dB 将被认为是严重的。

前言

临床医生应用视功能的检查和测量视网膜结构方面的仪器来帮助青光眼的诊断，疾病分期，以及衡量疾病进展。不同的检查，或者相同检查的不同参数可以或多或少适于这些目的。例如，我们可能想要一个对疾病早期敏感的视功能进行检测，它可以给疾病的各个阶段提供检测，或者可以反映个体在他（她）视觉环境中的功能。我们可能想要这样一种设备，它可以测量视网膜的特定的各层，视乳头，甚至与细胞功能障碍相关的结构改变。青光眼被视为一种主要影响视网膜神经节细胞的疾病，临床上应用的视功能检测被设计成测量对视网膜神经节细胞刺激（无论特定的视神经节细胞类或非特定的）的心理物理学或电生理学的反应。目前，无法将视网膜神经节细胞作为单独结构进行测量，因此我们测量更大的结构，如神经纤维层和视乳头。

对分类（诊断）或分期或衡量进展有用的测量值不一定直接或全部与视网膜神经节细胞丢失相关。例如，视乳头结构的测量值与视神经节细胞轴突的数量相关[2]，这也可能提供了视乳头变形的信息，与视神经节细胞丢失无关[3]，但信息仍然是有用的。然而，当我们想把结构与功能测量值相互关联起来时，如果所选对比参数都与视网膜神经节细胞数量密切相关更有帮助[4]。因此，当我们考虑视乳头参数时，考虑盘沿面积比考虑视杯面积、体积或视杯形状更有意义。当我们考虑视神经纤维层时，厚度测量比神经网络参数总结、调整或比率测量更有意义。

了解疾病变量在该变量范围内的参数测量的关系是有必要的。当有关青光眼的结构和功能测量时，变量为残余的视网膜神经节细胞的数量。我们需要知道结构测量或功能测量是否与视网膜神经节细胞数量呈线性或非线性相关。我们还需要知道与视网膜神经节细胞数量不相关的结构测量的部分，如血管及血供组织，盘沿断层扫描测量时视乳头倾斜的影响，在激光扫描偏振仪测量视神经纤维层时，视神经纤维层和非视神经纤维层因素对眼双折射的影响，视神经纤维层的光学相干测量中血管及供养的神经胶质组织。同样地我们需要知道与视网膜神经节细胞数量不相关的功能测量的部分，如晶状体浑浊，屈光不正，瞳孔大小以及认知功能。这些中的每一项都会降低结构与功能测量之间的关系。这些作用会增加测量的不精确性（重复测量的变异性）。

进一步的考虑是测量值之间的空间关系——结构或功能检查的样本模型。通常情况下，结构测量是对称性地围绕视乳头的中心。然而，传统的视网膜神经节细胞功能的检查，如标准自动视野检查，抽样视网膜的一些区域比其他人更加详细[5]。在视网膜神经节细胞密度、视乳头颞侧 90 度的中央黄斑区有较少的检查点（6 个）。同样地，视乳头鼻侧视野的采样很少（图 1）。50% 的视网膜神经节细胞位于视网膜中央 20 度内，然而只有 12 个检查点（22%）位于这个区域。在抽样中，这些差异可能扭曲明显的结构 / 功能关系。这种扭曲由结构 / 功能关系的斜率不同组成，随着离心率的变化而变化（见 Harwerth，临床基础 1 及以下）。结构和功能之间地形关系的特定模式的鉴别有助于青光眼损害的评估，尽管这种模式的特点是有相当大的个体差异[6]。

由于几乎不可避免的选择性偏差的引入，临床关于青光眼结构 / 功能关系的研究是非常困难的[7]。研究的对象通常为基于临床的青光眼患者。这些患者在结构和功能异常的特殊模式的基础上被确认，满足某些先入为主的观念。这

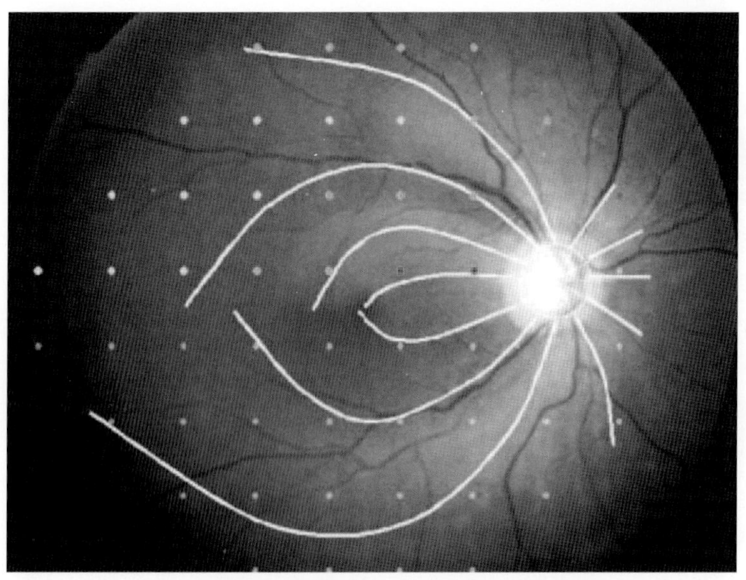

图 1　视野定位和视乳头分区之间的关系表现

些先入为主的观念将使对比结果有偏见。例如，如果一个研究的纳入标准限定青光眼患者为已经有可识别的视野缺损类型及相应的视乳头或视网膜神经纤维层的损害，那么结构 / 功能一致性很可能被增加（因为临床上非一致性病例已被排除）。包含高眼压患者的研究经常在正常视野和不同结构标准的基础上被选择，这些不同的结构标准从没有到正常出现视乳头或视网膜神经纤维层。这些方法很可能减小结构和功能测量值之间的一致性。

文献中结构 / 功能关系

临床研究

带着这些注意事项，可以回顾有关结构与功能测量关系的文献证据。很多研究已经比较过青光眼中的结构和功能损失。这些文献仅限于考虑两者之间类型和定量关系者。

Airakainen 和 Drance[8] 考虑到面积测量法所测视乳头面积及 Octopus 视野计所测平均损伤分贝量之间的关系，包括 23 位正常人、49 位青光眼疑似者及 51 位青光眼患者。他发现这种关系是非线性的：给回归模型增加一个二次函数将适合度从 $r^2=0.32$ 提高到 $r^2=0.41$。

Jonas 和 Grundler[9] 关联了 410 位青光眼患者的 Octopus 视野计所测视野缺

损分贝数与面积测量法所测视乳头面积之间的关系。他发现这种相关关系类似于对数函数。

Garway-Heath 等人[10]关联了 Humphrey 视野计所测视野平均敏感度分贝数与共焦激光扫描所测视乳头面积之间的关系，包括 33 位青光眼患者和 69 位正常人。他们报道，如果分贝值是非对数的，那么曲线就变成了线性关系。

Bartz-Schmidt 等人[11]关联了共焦激光扫描所测相关盘沿面积损伤（从标准盘沿 / 视乳头面积比率计算得出）与计算机静态视野测量所测平均缺损分贝数之间的关系，包括 90 位青光眼患者，10 位高眼压患者及 10 位正常受试者。他们报道二者之间呈指数函数关系。

Garway-Heath 等[12]在 51 位正常受试者和 54 位青光眼患者中关联了 Humphrey 视野计所测视野平均敏感度分贝数与原形激光扫描偏振仪所测视网膜神经纤维层厚度之间的关系，他们报道当分贝值为非对数时，对数关系变成了线性关系。

类似地，Lemij 和 Reus[13]将 51 个正常人和 91 个青光眼患者的视野平均敏感度（dB，Humphrey 视野计测量）和 RNFL 厚度（偏振激光扫描仪测量）进行关联。他们报道两者之间呈对数函数关系；当分贝值经非对数转换后则呈线性关系。

以上报道支持了关于视网膜神经节细胞数量和分贝光敏感性的结构测量值之间的非线性关系的概念。

相反，Racette 等[14]关联了共焦激光扫描所测颞侧视乳头面积与 16 个中心视野位置的分贝平均阈值之间的关系，包括 149 位正常受试者和 54 位青光眼患者，未发现非线性关系的证据。

视网膜功能的电生理测量已经与传统视野计的阈值进行了对比。Garway-Heath 等人[15]在 34 位正常受试者和 40 位青光眼患者中关联了图形视网膜电图的振幅与 16 个中心视野位置的平均阈值之间的关系。他们报道，当视野敏感度用分贝值衡量时呈曲线关系，当用线性（非对数）单位衡量时呈线性关系。Hood 等人[16]将 20 只青光眼或缺血性视神经病变患者的多焦视觉诱发电位的信噪比与 Humphrey 视野平均缺损进行关联，总结出在多焦视觉诱发电位的信号部分与线性 HFV 缺损（反对数分贝值）之间存在线性关系。Hood 和 Greenstein[17]考虑到多焦视觉诱发电位振幅分析模型时声明：“这个模型指示，一方面在多焦视觉诱发电位信号幅度和神经节细胞缺损之间，另一方面在线性视野缺损（分贝损失的反对数）与神经节细胞缺损之间存在相同的关系。”

组织学研究

这些临床研究只给予我们视功能和视网膜神经节细胞数量的间接的解剖学估算之间的关系。一项金标准研究将是使视野（或是电生理）功能检查与实际的神经节细胞数量相关联。这只能在人类尸体上或动物实验研究中完成。Kerrigan-Baumrind 等[18]将 13 位有青光眼病史患者的 17 眼的视网膜神经节细胞密度（相对于 17 位无青光眼病史者 17 眼的视网膜神经节细胞密度）与 Humphrey 自动视野计所测的视野敏感度进行对比。数据在几个方面进行了分析。当所有眼睛的每个点的相对视网膜神经节细胞密度与每个点的阈值损失进行对比时，找到显著相关性，尽管回归分析只解释了一小部分变异（$r^2=0.03$）。当每只眼的平均相对视网膜神经节细胞密度与全视野指数进行对比时，100% 相对视网膜神经节细胞密度对应 6dB 的敏感度丢失，以及每损失 1% 的视网膜神经节细胞，线性丢失 0.05dB 敏感度。这些数字显示无视网膜神经节细胞丢失的 6dB 敏感度缺损，然后进一步 100% 视网膜神经节细胞损失的 5dB 敏感度丢失。受试者半数视网膜神经节细胞密度和视野敏感度分析提示了每 1% 视网膜神经节细胞丢失，有 0.084dB 丢失。相对视网膜神经节细胞密度和视野密度在眼半野的不同提示了每 1% 视网膜神经节细胞丢失，有 0.2dB 缺损（大概 25% 视网膜神经节细胞有 5dB 缺损）。后面的分析大致符合先前的估算[19]。相对视网膜神经节细胞数量和视野缺损图的变异性阻止了关联中任何特定模式（线性与非线性）的识别。除了固有的心理物理学检测的变异性外，数据中有很多潜在的变异性资源。计算视网膜神经节细胞密度的视网膜环钻的大小是 Goldmann size III 视野检测点的 190 倍，且“计算视网膜神经节细胞的每个个体数据点的数据变异性是大量的”[18]。从视野到组织学的时间相对较长，平均 1.2 年（5 只眼大于 1 年，1 眼大于两年）。还值得注意的是，尽管相同眼的视网膜神经节细胞及轴突计数相当一致，正常眼的计数在意外报道的正常范围的下限。由于计算青光眼视网膜神经节细胞损失是相对于正常眼的，低估正常眼的视网膜神经节细胞密度将导致青光眼视网膜神经节细胞损失的低估。Harwerth 等[20]在一个猴子青光眼模型中，将行为视野检查所测视野缺损与视网膜神经节细胞丢失相关联。在这个青光眼高眼压模型中，在任何视网膜神经节细胞丢失之前有大概 6dB 敏感度缺损。敏感度缺损与视网膜神经节细胞丢失数据符合双线性函数，敏感度与视网膜神经节细胞丢失在 0% 到 45% 之间时无相关性，然后与更多的视网膜神经节细胞丢失呈线性相关，每丢失 1% 视网膜神经节细胞有 0.4%dB 缺损。相同的数据，关于视野缺损和离心检查点的视网膜神经节细胞丢失分贝数，证明每 1-dB 视网膜神经节细胞丢失，1.3dB 敏感度缺损的单一线性关系[21]。最近，Harwerth 等[22]报道了这个斜率随偏心率的变化而变化，15 × 15 度偏心率相应斜率大约为 2dB/dB（见基本共识 1）。这与 Bartz-Schmidt 和 Weber[23]的发现是一致的，他们报道强度阈值 6dB 的缺损相当于空间分辨率（相当于视网膜神经节细胞密度）3dB 的缺损，为高通过分辨率视野测量所得。

理论研究

一篇正常眼视网膜神经节细胞计数的报告和一篇正常 Humphrey 视野不同光敏度阈值的报道已经模拟了视野光敏度与视网膜神经节细胞数量之间的关系[24]。模型证明，对正常眼而言，一旦空间总和效应考虑在内，在视野敏感度分贝值与神经节细胞数量之间呈曲线关系（图 2），在神经节细胞与线性视野敏感度（非对数分贝值）之间呈线性关系。Swanson 等[25]对视野敏感度与视网膜神经节细胞数量的分贝值重新绘制了相同的数据。

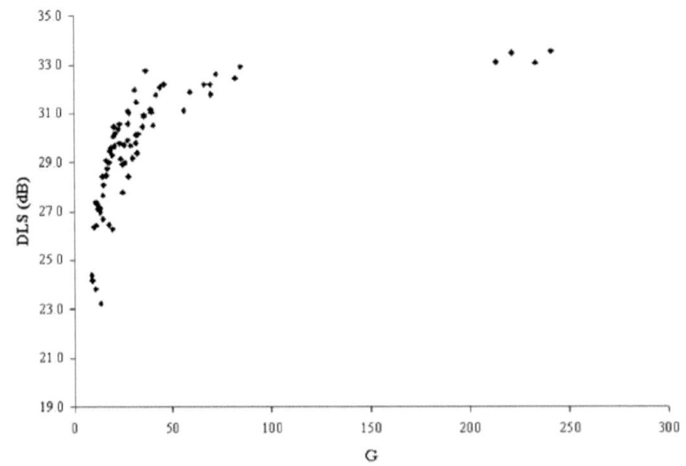

图 2 视野敏感度分贝值与神经节细胞数量在Ⅲ型检查点的生理学关系

这个绘图符合双线性函数，先是斜率 1，然后是斜率 0.25。当神经节细胞数量低于一个特定数量时，在某一关键区域内符合 Ricco 定律的完整总和，在区域外符合 Piper 定律的概率总和，斜率为 0.25。斜率为 1 的关系被预测为 Goldmann size III 号刺激定位 15 度周边的位置。Swanson 等[26]在文献中开发了一种神经定量模型，预测大范围的视野数据。这个模型预测神经节细胞数量和分贝光敏度之间的非线性关系，如果二者都为线性单位或都为对数单位时，呈线性关系。

如果神经节细胞存在但功能障碍，预测的结构 / 功能关系将被修改。有可能神经节细胞功能障碍可以解释 Harwerth 预料的视网膜神经节细胞分贝 / 光敏度分贝斜率值为 1 的结果误差。

理论模型假设在青光眼中生理性的结构 / 功能关系仍然保持着。有可能中心检测机制的重塑可能因视网膜神经节细胞的丢失而发生，然而，现有数据提示青光眼的视野空间总和很少或没有改变。

（申家泉 译）

参考文献

1. Heijl A, Leske MC, Bengtsson B, Hyman L, Hussein M: Reduction of intraocular pressure and glaucoma progression: results from the Early Manifest Glaucoma Trial. Arch Ophthalmol 2002;120:1268-1279.
2. Yucel YH, Gupta N, Kalichman MW et al: Relationship of optic disc topography to optic nerve fiber number in glaucoma. Arch Ophthalmol 1998;116:493-497.
3. Bellezza AJ, Rintalan CJ, Thompson HW, Downs JC, Hart RT, Burgoyne CF: Deformation of the lamina cribrosa and anterior scleral canal wall in early experimental glaucoma. Invest Ophthalmol Vis Sci 2003;44:623-637.
4. Caprioli J, Miller JM: Correlation of structure and function in glaucoma: quantitative measurements of disc and field, Ophthalmology 1988;95:723-727.
5. Garway-Heath DF, Poinoosawmy D, Fitzke FW, Hitchings RA: Mapping the visual field to the optic disc in normal tension glaucoma eyes. Ophthalmology 2000;107:1809-1815.
6. Anton A, Yamagishi N, Zangwill L, Sample PA, Weinreb RN: Mapping structural to functional damage in glaucoma with standard automated perimetry and confocal scanning laser ophthalmoscopy. Am J Ophthalmol 1998;125:436-446.
7. Garway-Heath DF, Hitchings RA: Sources of bias in studies of optic disc and retinal nerve fibre layer morphology, Br J Ophthalmol 1998;82:986.
8. Airaksinen PJ, Drance SM: Neuroretinal rim area and retinal nerve fiber layer in glaucoma. Arch Ophthalmol 1985;103:203-204.
9. Jonas JB, Grundler AE: Correlation between mean visual field loss and morphometric optic disk variables in the open-angle glaucomas. Am J Ophthalmol 1997;124:488-497.
10. Garway-Heath DF, Viswanathan A, Westcott M, Kamal D, Fitzke FW, Hitchings RA: Relationship between perimetric light sensitivity and optic disc neuroretinal rim area. In: Wall M, Wild JM (eds) Perimetry Update 1998/1999, pp 381-389. The Hague: Kugler Publications 1999
11. Bartz-Schmidt KU, Thumann G, Jonescu-Cuypers CP, Krieglstein GK: Quantitative morphologic and functional evaluation of the optic nerve head in chronic open-angle glaucoma. Surv Ophthalmol 1999;44(Suppl 1):S41-53.
12. Garway-Heath DF, Greenfield DS, Caprioli J: Correlation of visual field sensitivity and retinal nerve fibre layer thickness as measured by scanning laser polarimetry (Abstract 980). 2003 Annual Meeting Abstract and Program Planner (book on CD ROM). Bethesda, MD: Association for Research in Vision and Ophthalmology 2003
13. Lemij HG, Reus NJ: Relationship between visual function and retinal nerve fiber layer thickness (Abstract 978). 2003 Annual Meeting Abstract and Program Planner (book on CD ROM). Bethesda, MD: Association for Research in Vision and Ophthalmology 2003
14. Racette L, Medeiros FA, Pascual JP, Zangwill LM, Weinreb RN, Sample PA: Transforming the visual field scale from decibel to 1/lambert: does it alter the structure-function relationship? (Abstract 77). 2003 Annual Meeting Abstract and Program Planner (book on CD ROM). Bethesda, MD: Association for Research in Vision and Ophthalmology 2003
15. Garway-Heath DF, Holder GE, Fitzke FW, Hitchings RA: Relationship between electrophysiological, psychophysical, and anatomical measurements in glaucoma. Invest Ophthalmol Vis Sci 2002;43:2213-2220.
16. Hood DC, Greenstein VC, Odel JG, Zhang X, Ritch R, Liebmann JM, Hong JE, Chen CS, Thienprasiddhi P: Visual field defects and multifocal visual evoked potentials: evidence of a linear relationship. Arch Ophthalmol 2002;120:1672-1681.
17. Hood DC, Greenstein VC: Multifocal VEP and ganglion cell damage: applications and

limitations for the study of glaucoma. Progr Retinal Eye Res 2003;22:201-51.
18. Kerrigan-Baumrind LA, Quigley HA, Pease ME, Kerrigan DF, Mitchell RS: Number of ganglion cells in glaucoma eyes compared with threshold visual field tests in the same persons. Invest Ophthalmol Vis Sci 2000;41(3):741-748.
19. Quigley HA, Dunkelberger GR, Green WR: Retinal ganglion cell atrophy correlated with automated perimetry in human eyes with glaucoma. Am J Ophthalmol 1989;107:453-464.
20. Harwerth RS, Carter-Dawson L, Shen F, Smith EL 3rd, Crawford ML: Ganglion cell losses underlying visual field defects from experimental glaucoma. Invest Ophthalmol Vis Sci 1999;40:2242-2250.
21. Harwerth RS, Crawford ML, Frishman LJ, Viswanathan S, Smith EL 3rd, Carter-Dawson L: Visual field defects and neural losses from experimental glaucoma. Progr Retinal Eye Res 2002;21:91-125.
22. Harwerth RS, Carter-Dawson L, Smith EL III, Crawford MLJ, Barnes G: Neural losses correlated with visual losses in clinical perimetry (Abstract 1040). 2002 Annual Meeting Abstract and Program Planner (book on CD ROM). Bethesda, MD: Association for Research in Vision and Ophthalmology 2003
23. Bartz-Schmidt KU, Weber J: Comparison of spatial thresholds and intensity thresholds in glaucoma. Int. Ophthalmol 1993;17:171-178.
24. Garway-Heath DF, Caprioli J, Fitzke FW, Hitchings RA: Scaling the hill of vision: the physiological relationship between light sensitivity and ganglion cell numbers. Invest Ophthalmol Vis Sci 2002;41:1774-1782.
25. Swanson WH, Dul MW, Pan F: Relating ganglion cell loss to perimetric defects: a neural model (Abstract 2123). 2002 Annual Meeting Abstract and Program Planner (book on CD ROM). Bethesda, MD: Association for Research in Vision and Ophthalmology 2002
26. Swanson WH, Felius J, Pan F: Perimetric defects and ganglion cell damage: interpreting linear relations using a two-stage neural model. Invest Ophthalmol Vis Sci 2004;45:460-472.

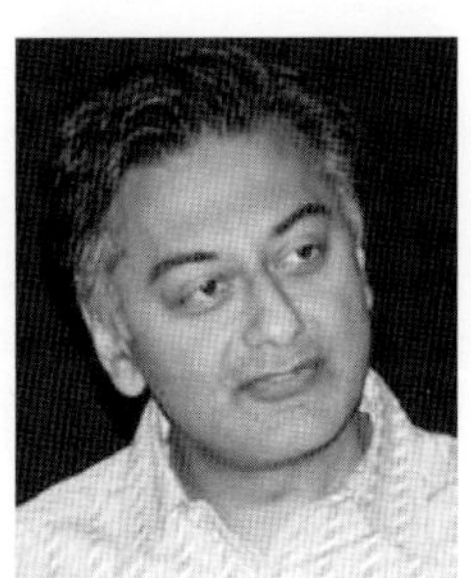

Balwantray C. Chauhan

第21章　结构和功能检查方法的比较Ⅱ

Balwantray C. Chauhan

摘要

- 青光眼或其进展没有独立的界定方法。
- 统计学和生物学进展可能性质不同。
- 我们今天所拥有的工具，有关结构和功能检查可提供有关进展的大量独立信息。
- 我们应该讨论视乳头改变和视野改变，但可能不是青光眼进展。

前言

将青光眼结构和功能改变联系起来兼有临床和科研重要性。例如，确定视乳头的时间顺序和视野改变可以影响个体患者的处理，在科研中确定一组患者的这种关联可以弄清楚疾病进展的本质和用来衡量视乳头或视网膜神经纤维层和视功能的结构参数的各种诊断性检查的相对有效性。既然青光眼的主要神经损伤是视网膜神经节细胞的丢失，那么理想地我们希望研究个体视网膜神经节细胞的结构（如某种形式的细胞或细胞内成像）和功能（如单个细胞电生理现象或轴突运输速度）之间的关系。目前，我们没有办法在活体上进行这种类型的研究。相反，临床医生和科学家依赖结构和功能损失的标志。对结构测量而言，这些包括通过视乳头成像技术获得的形态学测量如盘沿面积，视杯体积等等，或用其他影像学所得视网膜神经纤维层厚度测量。对于功能测量而言，这些包括由各种视野检查所得的平均敏感度，平均偏差，个别点的敏感度值等等，各种视野检查包括标准自动视野检查及新的心理物理学检测。

目前，我们没有证据证明这些临床标志能多好地代表神经完整性，但是可以肯定的是这些参数里面有混淆因素。例如，临床和实验研究已经表明即使视神经完全横断，视乳头也不可能完全没有视杯。视野测量可以受到许多与视网膜神经节细胞完整性无关的视网膜或视网膜前因素影响。

临床研究中结构 - 功能相关性类型

通过横断面研究和通过纵向研究所获得的结构 - 功能相关性是有区别的。关于以前的题目有很多报告，但是关于视乳头（和 / 或神经纤维层）改变和视野之间的时间关系却缺乏报告。

结构参数已经通过传统的视乳头成像和现代成像技术获得，如共焦激光断层扫描，激光偏振光扫描，及光学相关断层成像。另一方面，功能相关性包括静态的白 / 白视野检查法，以及基于高分辨率，蓝黄对比，倍频视野检查法。

在具有代表性的研究中，关联的统计强度主要取决于入选标准。如果患者由于一个"锚定"的作用，结构和功能缺损在很早期到晚期范围内变动，相互关联预计将高。而且，很多研究已经选择在青光眼患者范围的分析中包含正常受试者和高眼压患者（或青光眼疑似患者），这无疑增加了锚定效应。如果我们假设从正常者到晚期青光眼之间有一个过度，那么相同分析中这三种类型受试者的包涵体可能更合适。很明显，对所包含的受试者而言，这种假设是无效的。的确，当受试者只包括早期、中期，或晚期患者（基于结构或功能参数），相互关系实质上是糟糕的。

对比青光眼患者结构和功能措施的纵向研究是重要的，但是迄今为止，缺乏数量。然而，许多实验数据将在未来五到十年来临。这些研究的主要限制之一是用于检测结构和功能的技术是在演化的。其中最显著的是视乳头的量化。现代影像技术已经在硬件和从旧设备上收集而来的纵向数据上经历了数代更迭，这些旧的数据可能是合理的且科学上严谨，但可能已被淘汰。

关于结构和功能变化

结构改变是否在功能改变之前取决于既定的结构改变是否在与结构改变相关的功能改变之前。例如，在已出现的鼻上方视野缺损改变 12 个月之前已有视乳头颞下部分缺损的进展是否意味着视乳头改变在视野改变之前？可能是这样，然而一个同样可信的情况是，测量的视乳头变化是发生在该患者参加这项研究（或在诊所）6 个月之前已发生的视野改变的结果。

假设伴随一项技术的进展事件等价于伴随其他技术的进展事件，当这些基于事件的分析是在逻辑统计规则的基础上，不能排除伴随一项技术的进展事件等价于伴随另一技术的数项进展事件，也不能排除以前的分析技术是不理想的。除基于事件的分析之外，我们可以评估伴随两项技术的趋势之间的关系。在这种情况下，扩展的问题及正确参数的分析变得重要。然而，有可能在统计学定义事件或趋势和生物学改变之间没有关系。

如上所述，结构和功能测量值之间的关系受限于临床测量值，而临床测量值只是真正的神经结构和功能的替代指标。在细胞水平上，两者之间可能有相关性。个体视网膜神经节细胞的凋亡应该明确地被细胞电生理技术测量所得。或许即使是视网膜神经节细胞功能障碍，可以被轴突传导速度的变化测出。但是，可能我们的临床判断不是很精确，可以部分解释这种相互关系经常贫乏的特征以及患者之间这种关系的巨大差异。

以上考虑因素中的很多应用于结构和功能之间的时间关系。在临床研究中，已广泛报道大的视乳头形态学改变发生在明显的视野缺损之前。近来，已经在被训练进行视野检查的猴子身上证明，尽管视网膜神经节细胞丢失，视野敏感度仍保持不变。而当精确的技术被用于视网膜神经节细胞的定量时，视野敏感度测量是合适的（甚至是合理的）功能测量的等价物吗？很明显传统的视野测量不是视网膜神经节细胞功能的准确或灵敏的评估。另一方面，已经有人提出关于视野敏感度定标的问题，转换定标能使结构和功能缺损之间的关系线性化。然而，这种转换不影响患者结构和功能测量值之间关系的多变性。

在最后分析的时候，我们没有青光眼或其进展的独立的限定词，因为用于评估其严重性和进展的检查就是用于定义它的检查。我们目前所能测量的统计学性的进展很可能不同于生物学性的进展，而后者才是最终我们想去测量的。

（申家泉 译）

参考书目

Airaksinen PJ, Drance SM, Douglas GR, Schulzer M: Neuroretinal rim areas and visual field indices in glaucoma. Am J Ophthalmol 99(2):107-110, 1985

Chauhan BC, McCormick TA, Nicolela MT, LeBlanc RP: Optic disc and visual field changes in a prospective longitudinal study of patients with glaucoma: comparison of scanning laser tomography with conventional perimetry and optic disc photography. Arch Ophthalmol 119(10):1492-1499, 2001

Garway-Heath DF, Caprioli J, Fitzke FW, Hitchings RA: Scaling the hill of vision: the physiological relationship between light sensitivity and ganglion cell numbers. Invest Ophthalmol Vis Sci 41(7):1774-1782, 2000

Garway-Heath DF, Holder GE, Fitzke FW, Hitchings RA: Relationship between electrophysiological, psychophysical, and anatomical measurements in glaucoma. Invest Ophthalmol Vis Sci 43(7):2213-2220, 2002

Harwerth RS, Crawford ML, Frishman LJ et al: Visual field defects and neural losses from experimental glaucoma. Progr Retinal Eye Res 21(1):91-125, 2002

Johnson CA, Sample P, Zangwill LM et al: Structure and function evaluation (SAFE): II. Comparison of optic disk and visual field characteristics. Am J Ophthalmol 135(2):148-154, 2003

Pederson JE, Anderson DR: The mode of progressive disc cupping in ocular hypertension and glaucoma. Arch Ophthalmol 98(3):490-495, 1980

Yamagishi N, Anton A, Sample PA et al: Mapping structural damage of the optic disk to visual field defect in glaucoma. Am J Ophthalmol 123(5):667-676, 1997

Zeyen TG, Caprioli J: Progression of disc and field damage in early glaucoma. Arch Ophthalmol 111(1):62-65, 1993

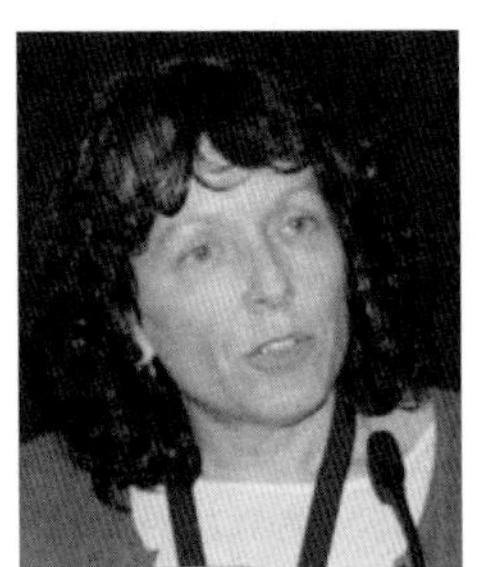

Linda M. Zangwill

第22章　结构和功能检查方法比较Ⅲ

Linda M. Zangwill

摘要

- 由于没有单独的检查方法适用于青光眼诊断，结构和功能检测都是需要的。
- 视野测量和视神经评估及记录（用摄影技术或数字成像技术）对青光眼处理而言仍是必要的。
- 数字成像被推荐为青光眼处理中用于增强和促进视乳头及视网膜神经纤维层评估的临床工具。

Chauhan 和 Garway-Heath 在 AIGS 文件中已经概括了影响我们评价青光眼中结构功能关系的能力的理论问题（见临床 3 结构 - 功能）。简言之，评价结构 - 功能关系的能力取决于测量替代指标达到感兴趣的参数的可用技术，视网膜神经节细胞的功能。我们关于临床被用来测量结构和功能的技术的假设，以及评估中包括的研究人群和疾病阶段，经常使我们关于青光眼中结构 - 功能关系的本质的结论有偏见。此外，最重要和最基本的方法论问题之一，缺乏定义青光眼和其进展的外在的独立“金标准”（独立的结构和功能标准），妨碍我们客观地评价和对比不同技术的能力。在 AIGS 结构和功能文件中已对可得的关于视网膜神经纤维层，视乳头和视野改变的相关纵向和横向研究进行了回顾。概括地说，有一致性证据表明视网膜神经纤维层和视乳头损害的照相在标准自动视野检查（SAP）损害之前是经常可以被检测的 [1~5]；一些纵向研究发现视网膜神经纤维层是比杯 / 盘比更好的损害预测指标 [1~3]，而其他横向研究认为视网膜神经纤维层和杯 / 盘比有相似的预测能力 [6, 7]。然而，最大的随机临床试验中个体在基线状态没有可检测到的视乳头和视野缺损，高眼压治疗研究（OHTS）发现，超过 1/3 的高眼压患者中，可复验的视野缺损在视乳头损伤之前被检测到。特别是，尽管大部分患者（54%）在视野终点之前达到了照相基础上的视乳头终点，相当大一部分患者（37%）在可以检测到视乳头损伤之前达到了标准自动视野检查的终点，大约 9% 显示了同时发生的视乳头和视野缺损 [8]。因此，至少在非常早期的青光眼阶段，如果我们只注意结构评估，1/3 的青光眼性损害可能被漏掉；而如果只观察视野，超过一半的青光眼将被漏掉。而且，OHTS 有很大的样本量和标准化的纳入标准，与很多较小的单一的临床研究相比，更可能有较少的选择性偏倚和其他方法学限制。在大多数青光眼治疗的大型多中心临床试验中，视乳头损伤的进展不是被考虑的主要终点。因此，许多研究，包括晚期青光眼患者在内，如 AGIS 和 CITGS，没有报道他们基于立体照相评估的关于视乳头损伤进展的结果。

数量有限的小型纵向研究已经报道了与新的结构和功能技术相比的结果。在这些报道中，有三项研究利用成像技术来检测随着时间变化的结构改变[9, 10]。在一项研究中，经过大概 5 年的随访，在基线水平具有正常视野和视乳头的 77 只眼中，40% 用 HRT 变化的概率地图分析检测到重要的，可复验的视网膜厚度"指控"[11]。在这项研究中，另外 4% 的眼显示只有可复验的 SAP 损害，29% 的眼显示同时有 HRT 和 SAP 进展，27% 用任何标准都无进展。具有可比较的照相证明文件的 16 只眼中 80% 被发现在可复验的变化的概率地图分析结果和立体成像所测变化的主观评估之间具有一致性。第二项研究中，将 HRT 视乳头参数的有意义的改变定义为超出正常眼在多次随访中测量的 HRT 参数的变异性的范围值，发现 21 只眼中转变为青光眼性视野的 13 只眼（62%）显示了 HRT 参数中同时发生的改变[10]。最后，第三项研究通过计算个体眼部分盘沿面积测量值（30 度盘沿部分，依赖于眼特定的参考平面）的基线变异来确定是否在三次连续检查中有两次盘沿面积测量值从基线检查始随着时间超过基线变异[12]。利用这项技术，在 3 年的随访期间内，转变为青光眼性视野的 20 只高眼压眼中，18 只眼（90%）具有盘沿改变。然而，20 项纵向研究中有 7 项研究表明正常眼也可以被认为发生了改变，导致了低特异性（65%）。

有一些研究报道，在眼功能测量和基于照相评估记录的结构改变之间存在一致性。一项研究[13]将一组通过立体照相得出有进展的 22 眼与一组无结构进展的 25 眼的 SWAP 和 SAP 改变进行了对比，在进展组和无进展组之间，通过晚期青光眼干预研究评分，SAP（$P<0.004$）和 SWAP（$P<0.001$）的平均变化均具有统计学差异。SWAP 比 SAP 认定有更多的患者具有视乳头青光眼进展性改变。

鉴于现有的证据及以上提到的注意事项，结构和功能测量应该被用来监控青光眼。临床相关的难点是，结构和功能测量应该包含在每天的工作中吗？换句话说，有足够的证据来建议改变目前临床上由标准自动视野检查所做的功能评估和立体照相所做的结构评估的"金标准"吗？目前，没有足够的证据来改变当前结构和功能检查的"金标准"。正如 AIGS 关于功能的文件中声明，"几乎没有证据支持在临床工作中，一个特殊的视功能特定检测的应用会在另一个之上。这就是说，看起来 SAP 对于早期检测和进展随访确实是不理想的……"。如 AIGS 关于结构的文件声明，"大体上同意现有文献不能提供必备的证据来证实任何这些用来广泛常规的临床应用的成像设备，因为这些技术没有显示出比标准临床检测或一个经过训练的医生的扩大检查更好。然而，在一个理解这些设备的优势和局限性的有经验的临床医生的掌握下，在许多临床情况下信息可能是有用的”。不幸的是，一般的眼科医生在检查视乳头和 / 或视神经纤维层时不可能具有与青光眼专科医生同等程度的专业知识。在最近的一项调查中，395 个美国管理型医疗患者中，只有 53% 的患者在他们首次就诊中接受了视乳头照相或者绘画[14]。

考虑到青光眼管理中相对低的结构损伤的评价率，以及照相和成像设备，尤其是 HRT 之间的一致性的证据（虽然有限），可以说，成像设备可以被推荐为一个常规的临床工具，因为它将增加青光眼管理中视乳头和视网膜神经纤维层的评估。然而，如 AIGS 中关于结构的文件声明的一样，考虑用来诊断青光眼的从成像设备所得的可能的结果误解的代价是否超过了给一般的眼科医生和验光师提供视乳头和视网膜神经纤维层信息的利益是非常重要的，一般的眼科医生和验光师不会另外评价他们青光眼患者的视乳头和视网膜神经纤维层。

无论使用什么方法，对临床医生来讲，理解所用设备的优势和局限性，且依靠高质量的信息是至关重要的。受过培训的临床医生都知道，质量差的视乳头照片及不可靠的视野最多可以获得有限的信息。同样地，当诠释从光学成像仪器而来的质量差的图像时需要谨慎。目前有几项成像设备提供图像质量评估并在图像采集过程中或之后立即反馈给操作者。尽管这种反馈促进高质量图像的采集，仍将很可能存在从一些患者获得高质量的扫描是非常困难或是不可能的。因此，有必要在应用结构和功能检查测量之前评估检查的质量。

需要什么样的研究？

- 检测青光眼和其进展的结构和功能测量的对比的纵向研究包括：
  - 测量的特异性和敏感性的评估
  - 结构和功能改变的速度和模式的分析
  - 可检测到的结构和功能改变之间的时间关系的分析
  - 被结构评估遗漏的具有视野损害眼及有结构损害而无可检测到的功能损害眼的特征分析
- 报告和比较技术再现性的研究
- 对比正常人和青光眼患者的长期变化的研究
- 对比干扰检查结果可能的混杂效应的研究（屈光间质浑浊，眼压变化，瞳孔大小等）
- 报道可以获得满意效果的眼的比例的研究
- 确定最低可检测损伤的研究
- 比较技术的成本和效益的研究

（申家泉 译）

参考文献

1. Quigley HA, Enger C, Katz J, Sommer A, Scott R, Gilbert D: Risk factors for the development of glaucomatous visual field loss in ocular hypertension. Arch Ophthalmol 112:644-649, 1994
2. Quigley HA, Katz J, Derick RJ, Gilbert D, Sommer A: An evaluation of optic disc and nerve fiber layer examinations in monitoring progression of early glaucoma damage. Ophthalmology 99:19-28, 1992
3. Sommer A, Katz J, Quigley HA, Miller NR, Robin AL, Richter RC, Witt KA: Clinically detectable nerve fiber atrophy precedes the onset of glaucomatous field loss. Arch Ophthalmol 109:77-83, 1991
4. Sommer A, Miller NR, Pollack I, Maumenee AE, George T: The nerve fiber layer in the diagnosis of glaucoma. Arch Ophthalmol 95:2149-2156, 1977
5. Tuulonen A, Airaksinen PJ: Initial glaucomatous optic disk and retinal nerve fiber layer abnormalities and their progression. Am J Ophthalmol 111:485-490, 1991
6. O'Connor DJ, Zeyen T, Caprioli J: Comparisons of methods to detect glaucomatous optic nerve damage. Ophthalmology 100:1498-503, 1993
7. Caprioli J, Prum B, Zeyen T: Comparison of methods to evaluate the optic nerve head and nerve fiber layer for glaucomatous change. Am J Ophthalmol 121:659-667, 1996
8. Gordon MO, Beiser JA, Brandt JD, Heuer DK, Higginbotham EJ, Johnson CA, Keltner JL, Miller JP, Parrish RK 2nd, Wilson MR, Kass MA: The Ocular Hypertension Treatment Study: baseline factors that predict the onset of primary open-angle glaucoma. Arch Ophthalmol 120:714-720; discussion 829-830, 2002
9. Tan JC, Garway-Heath DF, Hitchings RA: Variability across the optic nerve head in scanning laser tomography. Br J Ophthalmol 87:557-559, 2003
10. Kamal DS, Garway-Heath DF, Hitchings RA, Fitzke FW: Use of sequential Heidelberg Retina Tomograph images to identify changes at the optic disc in ocular hypertensive patients at risk of developing glaucoma. Br J Ophthalmol 84:993-998, 2000
11. Chauhan BC, McCormick TA, Nicolela MT, LeBlanc RP: Optic disc and visual field changes in a prospective longitudinal study of patients with glaucoma: comparison of scanning laser tomography with conventional perimetry and optic disc photography. Arch Ophthalmol 119:1492-1499, 2001
12. Tan JC, Hitchings RA: Approach for identifying glaucomatous optic nerve progression by scanning laser tomography. Invest Ophthalmol Vis Sci 44:2621-2626, 2003
13. Girkin CA, Emdadi A, Sample PA, Blumenthal EZ, Lee AC, Zangwill LM, Weinreb RN: Short-wavelength automated perimetry and standard perimetry in the detection of progressive optic disc cupping. Arch Ophthalmol 118:1231-1236, 2000
14. Fremont AM, Lee PP, Mangione CM, Kapur K, Adams JL, Wickstrom SL, Escarce JJ: Patterns of care for open-angle glaucoma in managed care. Arch Ophthalmol 121:777-783, 2003
15. Ervin JC, Lemij HG, Mills RP, Quigley HA, Thompson HW, Burgoyne CF: Clinician change detection viewing longitudinal stereophotographs compared to confocal scanning laser tomography in the LSU Experimental Glaucoma (LEG) Study. Ophthalmology 109:467-481, 2002

共识点小结

结构

1. 应用一种检测异常并记录视神经结构的方法应该是青光眼临床常规管理的一部分。

解释：众所周知视神经结构的记录经常在常规眼科工作中遗漏。

2. 根据已有的有限证据，检测青光眼的图像设备的敏感性和特异性堪比专家对立体彩色照相的解读；当这样的专家建议无法获得时，应该考虑使用图像设备。

解释：评估立体照相的专家是受过专业培训且在这项技术上有经验的人。

3. 数字成像被推荐为一种加强和促进青光眼管理中视乳头和视网膜神经纤维层评估的临床工具。

解释：数字成像可用于激光断层扫描，激光扫描偏振仪及光学相干断层成像术。数字成像也可用于照相，但是其评估仍有很大的主观性。

4. 用合适的数据库自动化分析结果有助于识别青光眼性的异常。

解释：个体患者的检查结果与合适的数据库作对比可以明确异常的可能性。结构评估最好应该包含这一生物统计学分析。

5. 不同的图像技术可能是互补的，可在同一患者中检测不同的异常特征。

注意 1：证据不优先支持以上诊断青光眼的结构检查中的任何一个。

功能

6. 应用一种检测异常并记录功能状态的方法应该是青光眼临床常规管理的一部分。

7. 仅用一种功能检测评估整个动态的过程是不可能的。

8. 标准自动视野检查（SAP），经常应用于临床工作中，对早期检测并不是最理想的。

9. 当有一个合适的标准化数据库时，越来越多的证据表明短波长自动视野检查（SWAP），以及可能还有倍频技术视野检查（FDT）可以比 SAP 更早准确检测出青光眼。

解释：一直有证据显示用 SWAP 和 FDT 比用 SAP 更早地检测出青光眼性损害。

10. 很少证据支持临床工作中一种特定的选择性视功能检查的应用优于另外一种，因为进行合适比较的研究甚少。

解释：目前没有证据支持任何 SWAP 相对 FDT 的优势，或是相反。

功能 & 结构

11. 文献发表经常滞后于新技术的引入。因此基于之前版本的现有技术的文献应该谨慎对待。

12. 在不同情况下，不管是结构检查还是功能检查都可以提供更多的青光眼明确证据，所以两者都是需要的，来检测和确认不明显的疾病早期阶段。

注意 2：从功能和结构测量所得的数据总是应该与所有其他临床资料相联系。

结语

按循证诊断的要求，理想的研究需要将一项实验性的检查与金标准进行比较。尽管标准的白 / 白视野检查经常被用作一项金标准，但这种检查方法的局限性经常使得它不适合作为金标准。这次共识会的循证青光眼委员会提出将"进行性的视神经结构损伤"作为金标准。金标准相关事宜没有在此共识大会上讨论。不过，让任何一个金标准都包含一项进展的评估（不管是通过结构或功能评估的方法），这样的做法应该是谨慎的。这意味着需要纵向的诊断性研究——不幸的是目前这样的研究还很少。因此这个共识达不到最高的证据水平。好消息是已有几个纵向的诊断性研究正在进行中，在可预见的将来会带来证据水平和结论的提升。

R.N. Weinreb. E.L Greve

（申家泉 译）

第7章

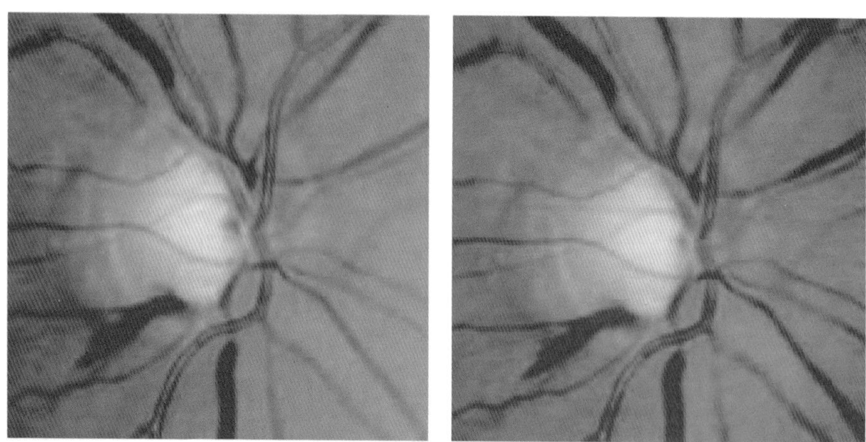

彩图1　一例68岁POAG患者的成对视乳头立体照片。盘沿出血是病程进展的重要危险因素之一

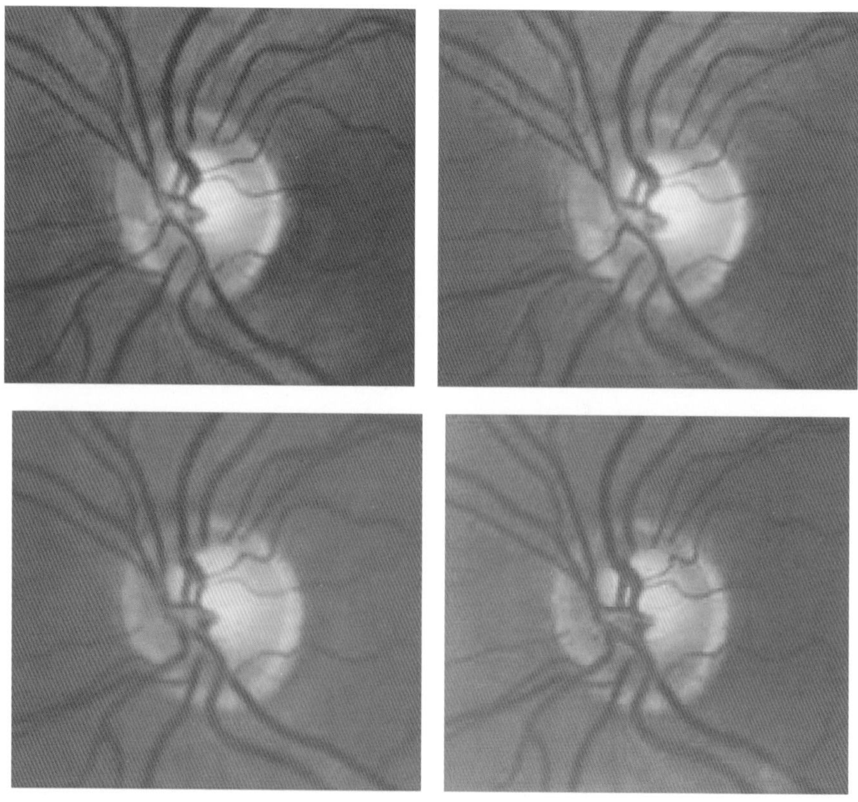

彩图2　上图，一例68岁正常眼压性青光眼患者的基线成对视乳头立体照相。下图，该患者随访2年后同一眼的眼底视乳头立体照相。注意1点钟位置从基线到随访的盘沿缺损，提示进展性青光眼损伤

第9章

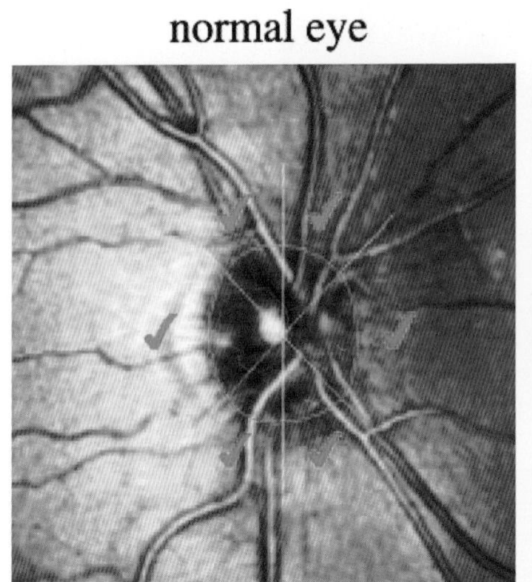

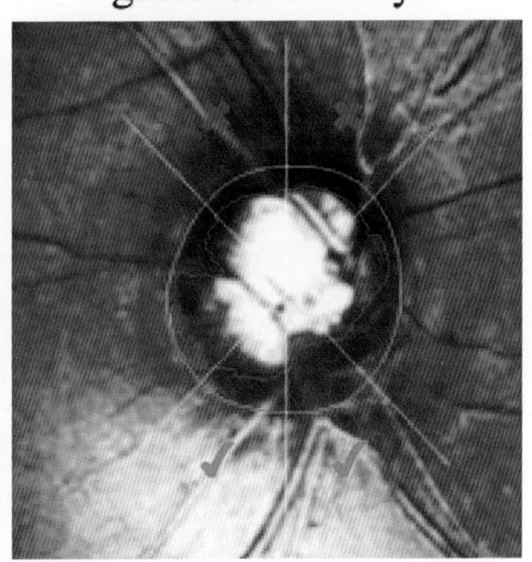

彩图2　正常视乳头和青光眼视乳头，两者都由 Moorfields 回归分析正确识别

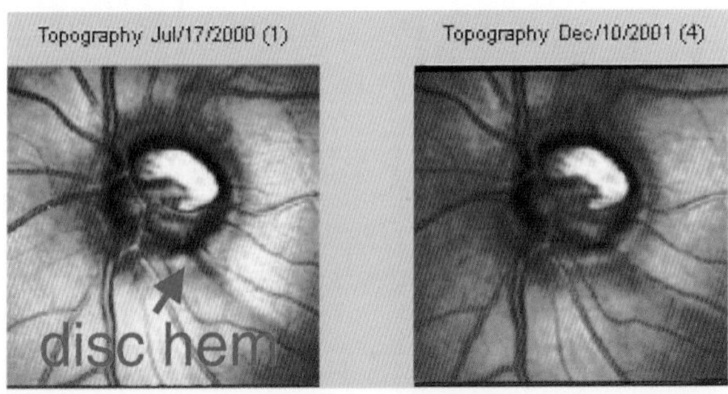

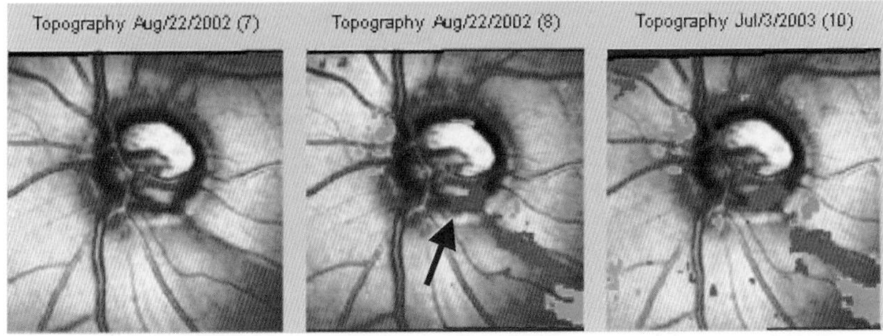

彩图3　视乳头边缘出血（蓝色箭头），2年之后，在同一位置通过变化概率分析检测到颞下方视乳头和视网膜神经纤维层病变进展（红色像素，黑色箭头）

第10章

GDx-VCC

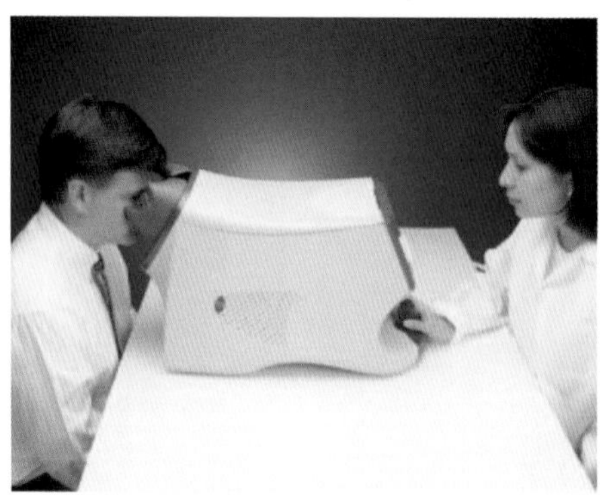

彩图1 GDx-VCC

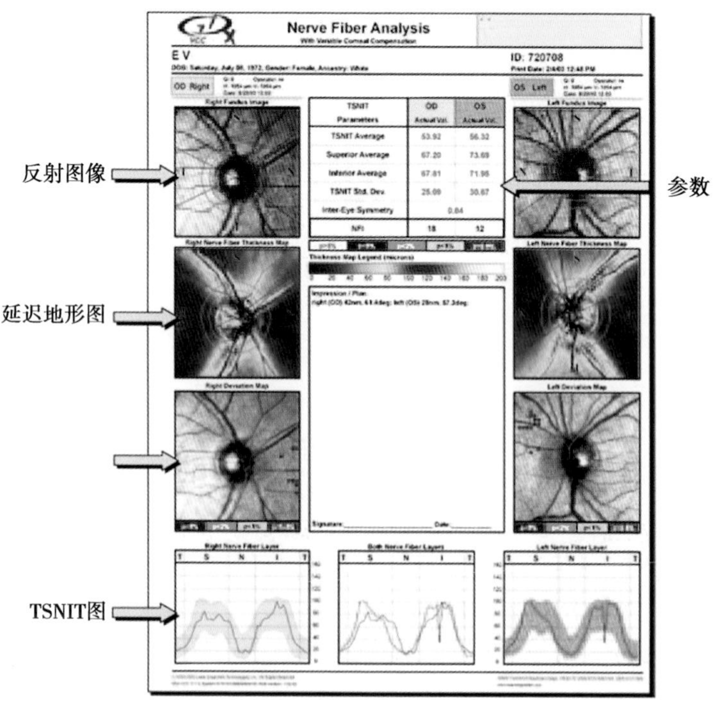

彩图2 以健康受试者GDx-VCC打印结果为例：最上方两张图表示视乳头及盘周区域反射图。下方两张图为颜色编码的延迟示意图，其中，亮暖色反映较高的延迟及衰减，而冷色则反映较低的延迟。再下方两张图为所谓的概率图。其中，在特定的概率水平，颜色编码的超级像素可能标记出低延迟区域。最底部两张图为所谓的TSNIT图，反映上方图片中不同截面盘周神经纤维层带的延迟量。正常范围已被添加入图表中。为了更好的比较双眼，在最下方中间部分双眼TSNIT图被叠加在一起。部分参数，包括神经纤维层指标(NFI)在最上方中间部分。不正常的参数用彩色标记

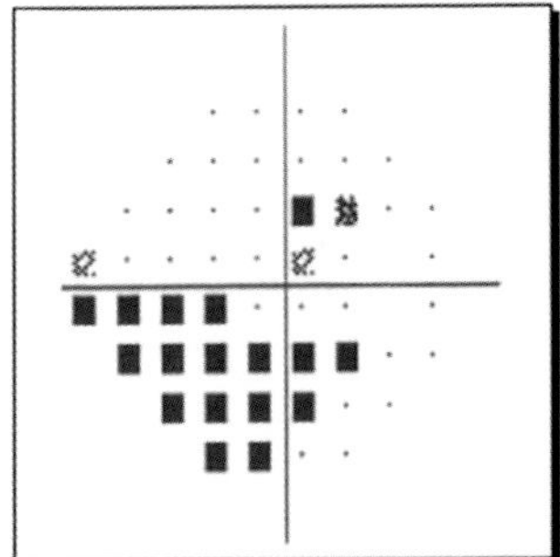

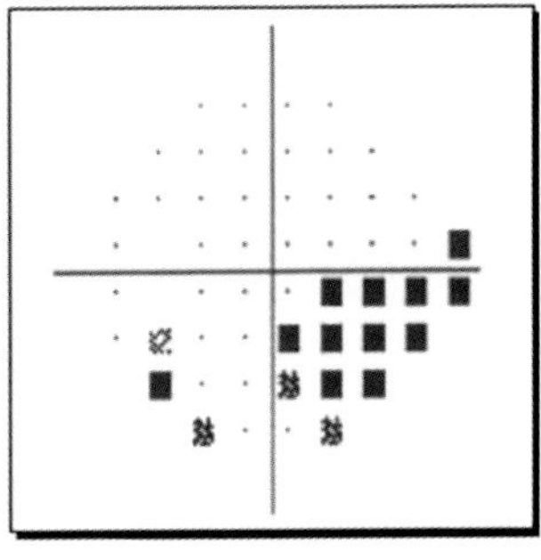

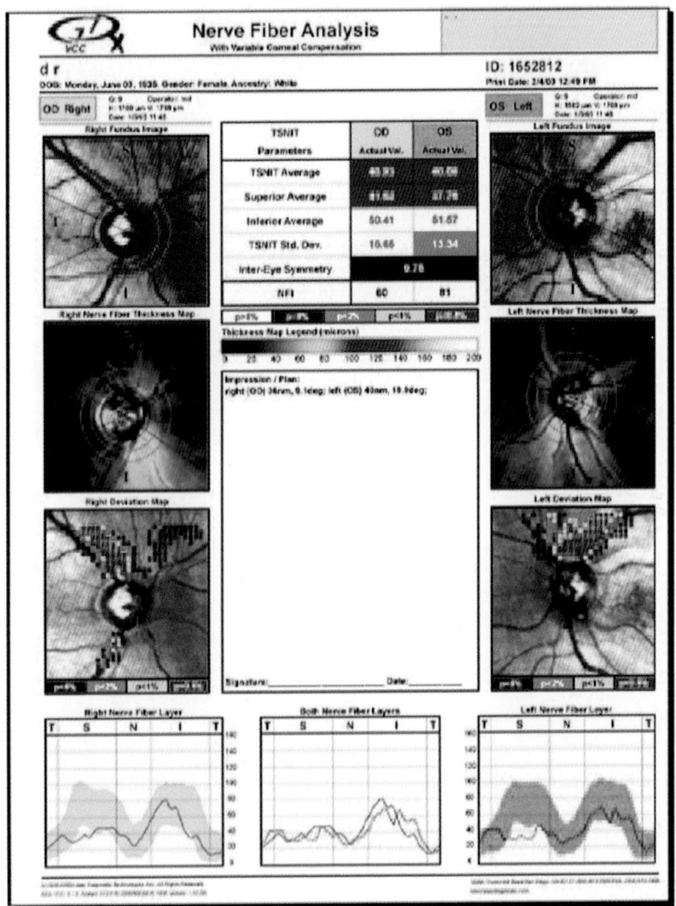

彩图 3 典型青光眼 GDx-VCC 结果样板。在这个特定病例中，在延迟示意图中可见在双眼上方及右眼的颞下方明显的延迟量减少，在概率图中也同样清楚的显示。注意被标记出的参数及 TSNIT 图中降低的部分上方明显。已增加了视野模式偏差概率图

第11章

STRATUS OCT
RNFL Thickness Average Analysis Report - Ver. 3.1

DOB: 7/20/1934, ID: 0470461, Male

ScanType: Fast RNFL Thickness (3.4)

ScanDate: 9/11/2002

ScanLength: 10.87 mm

OD

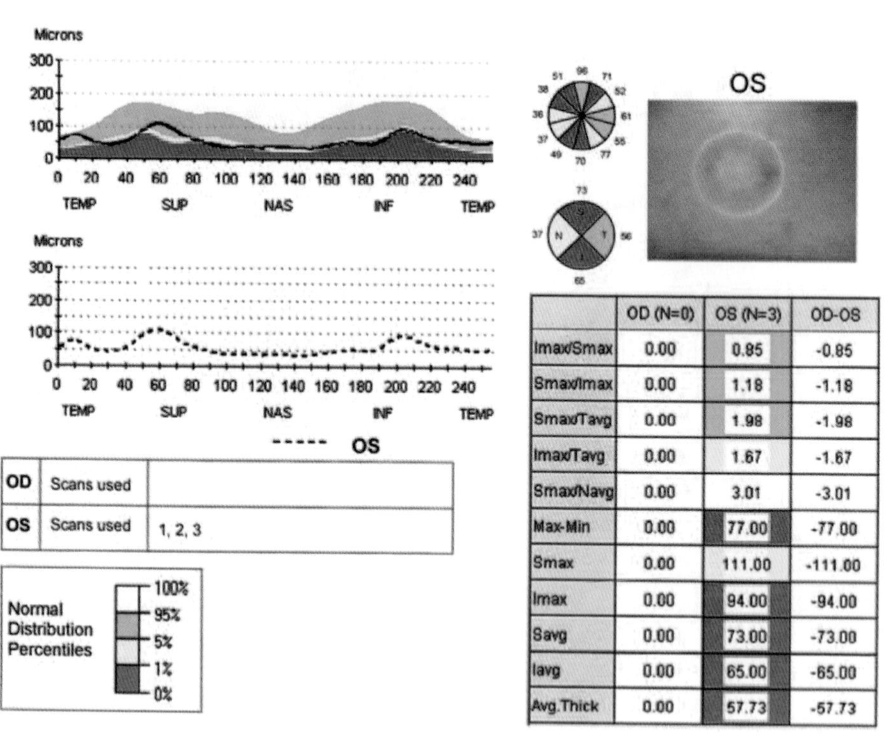

OD	Scans used	
OS	Scans used	1, 2, 3

	OD (N=0)	OS (N=3)	OD-OS
Imax/Smax	0.00	0.85	-0.85
Smax/Imax	0.00	1.18	-1.18
Smax/Tavg	0.00	1.98	-1.98
Imax/Tavg	0.00	1.67	-1.67
Smax/Navg	0.00	3.01	-3.01
Max-Min	0.00	77.00	-77.00
Smax	0.00	111.00	-111.00
Imax	0.00	94.00	-94.00
Savg	0.00	73.00	-73.00
Iavg	0.00	65.00	-65.00
Avg.Thick	0.00	57.73	-57.73

彩图1 一位青光眼患者左眼视网膜神经纤维层的 Stratus OCT 扫描打印结果。结果展示了视乳头周围 RNFL 测量厚度的分布曲线，象限及钟点 RNFL 的测量，及一些总结性参数。异常概率用颜色标记

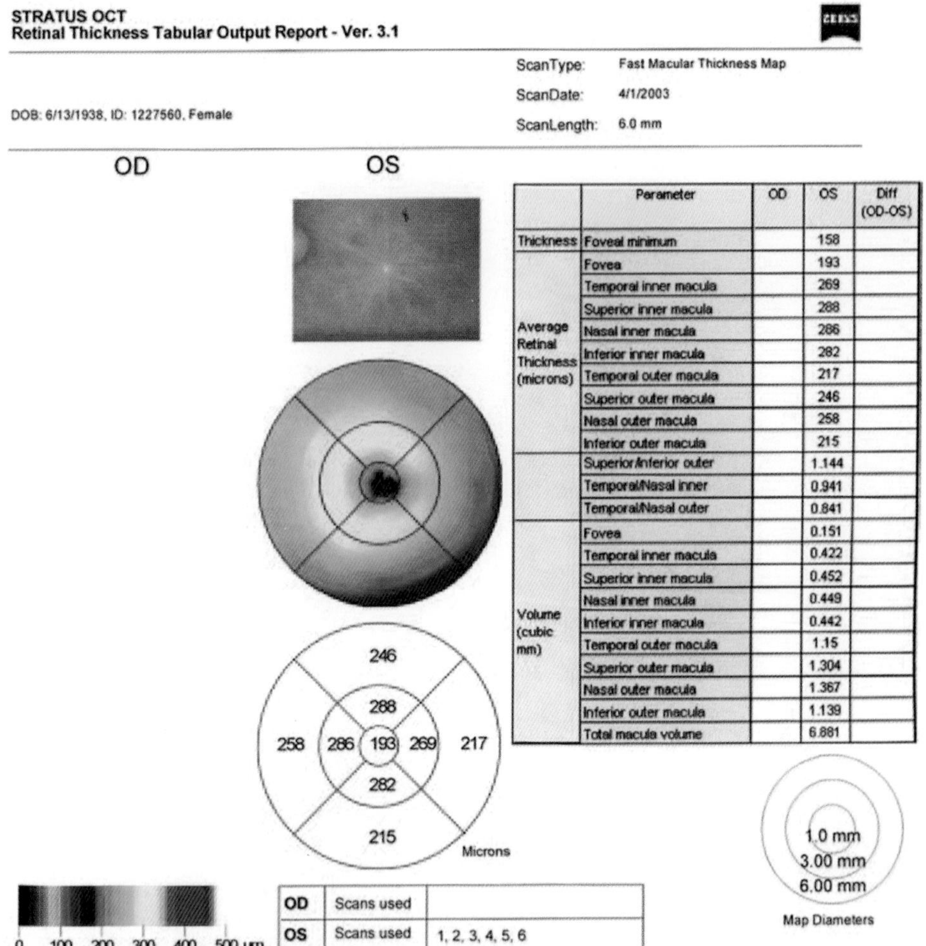

STRATUS OCT
Retinal Thickness Tabular Output Report - Ver. 3.1

DOB: 6/13/1938, ID: 1227560, Female

ScanType: Fast Macular Thickness Map
ScanDate: 4/1/2003
ScanLength: 6.0 mm

OD　　OS

	Parameter	OD	OS	Diff (OD-OS)
Thickness	Foveal minimum		158	
Average Retinal Thickness (microns)	Fovea		193	
	Temporal inner macula		269	
	Superior inner macula		288	
	Nasal inner macula		286	
	Inferior inner macula		282	
	Temporal outer macula		217	
	Superior outer macula		246	
	Nasal outer macula		258	
	Inferior outer macula		215	
	Superior/Inferior outer		1.144	
	Temporal/Nasal inner		0.941	
	Temporal/Nasal outer		0.841	
Volume (cubic mm)	Fovea		0.151	
	Temporal inner macula		0.422	
	Superior inner macula		0.452	
	Nasal inner macula		0.449	
	Inferior inner macula		0.442	
	Temporal outer macula		1.15	
	Superior outer macula		1.304	
	Nasal outer macula		1.367	
	Inferior outer macula		1.139	
	Total macula volume		6.881	

OD	Scans used	
OS	Scans used	1, 2, 3, 4, 5, 6

彩图 2　Stratus OCT 黄斑区扫描结果举例。黄斑部图像被两个同心圆及两条斜线分为 9 个部分。其中一张图以颜色表示每个区域黄斑厚度测量。这张表同时表示了不同区域的厚度与体积数值

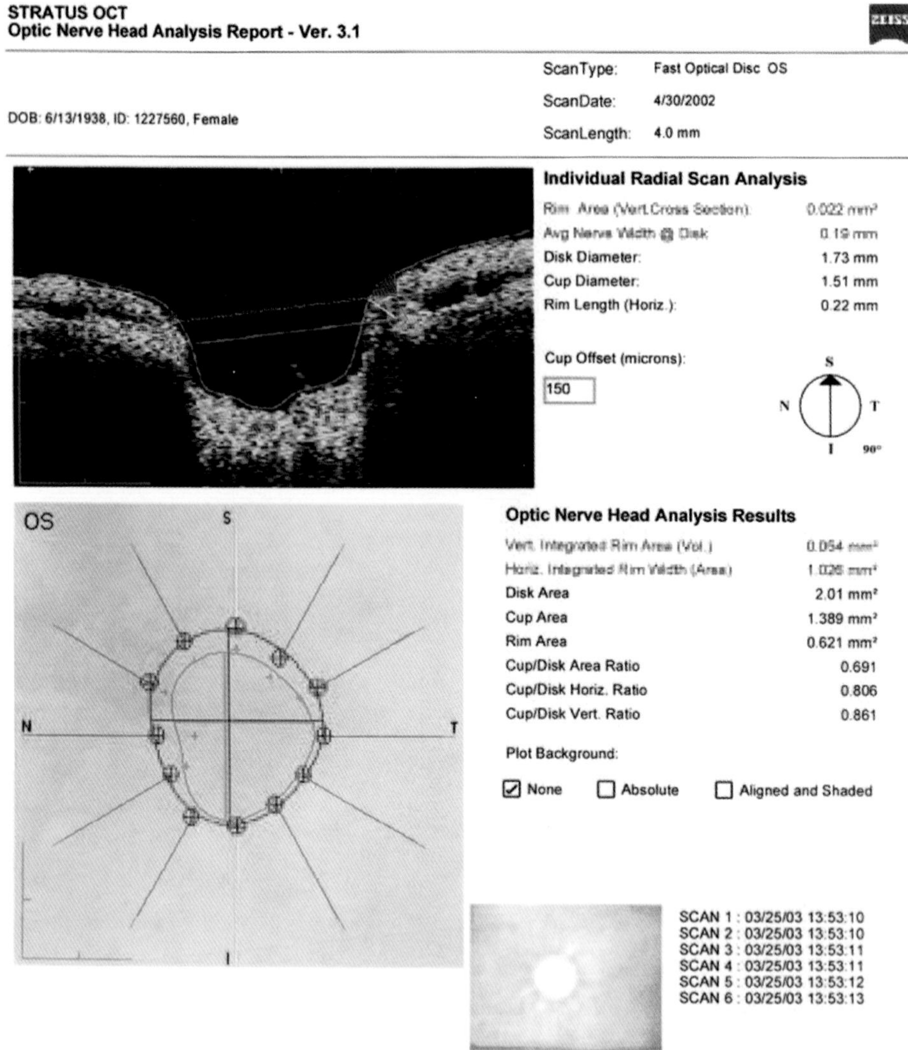

彩图 3　Stratus OCT 扫描青光眼患者左眼视乳头打印结果。左下角图表示以视乳头为中心六条放射线扫描结果内插值研究的最终结果。视乳头边缘用红色表示，而视杯边界用绿色表示。部分视乳头的地形图参数可被自动计算生成

第16章

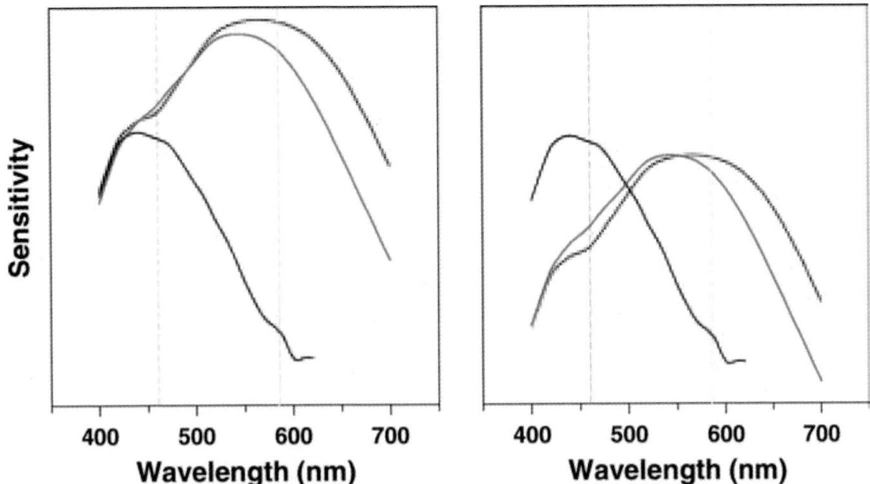

彩图1　左图显示了在昏暗的中性照明背景（同标准自动视野检查中的背景）下，长波长敏感视锥细胞（红色曲线）、中波长敏感视锥细胞（绿色曲线）和短波长敏感视锥细胞（蓝色曲线）的相对敏感性。可以看出，l 和 m 视锥细胞比 S 视锥细胞对短波长（蓝色垂直虚线）更敏感。右图显示了在 SWAP 的亮黄色背景下，l 和 m 视锥细胞的敏感性被降低，使得 s 视锥细胞对短波长的刺激更敏感

第20章

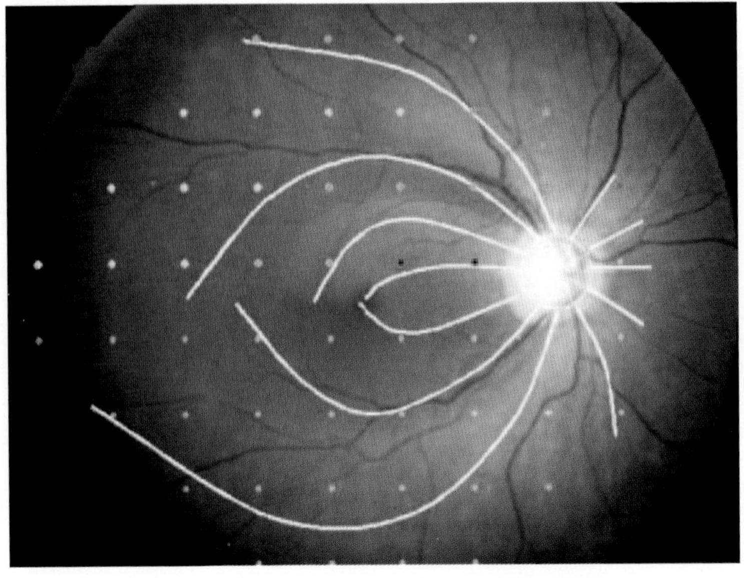

彩图1　视野定位和视乳头分区之间的关系表现

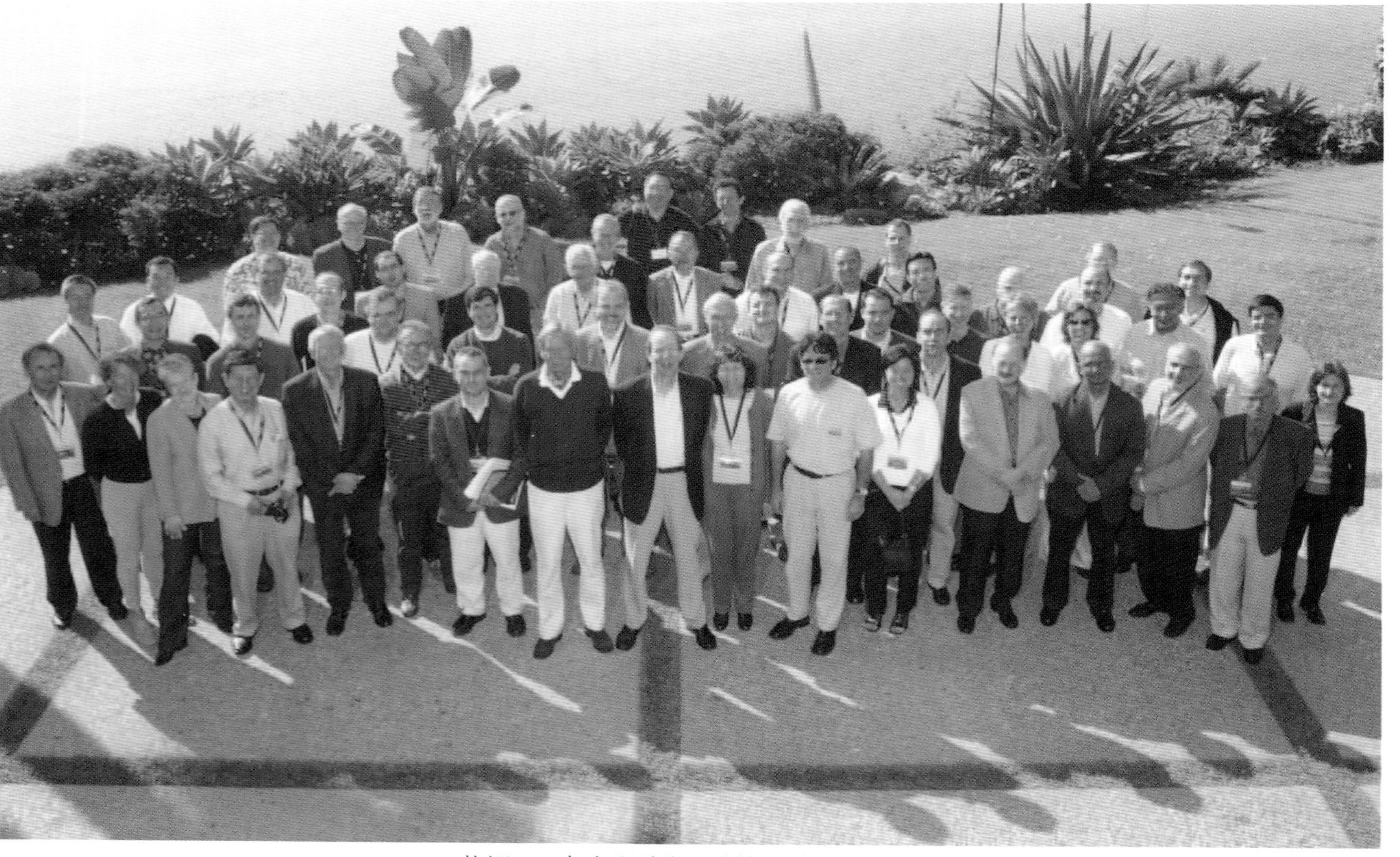

WGA 共识 1　青光眼诊断：结构与功能（参会人员）